GENE
DA JUVENTUDE

CARO(A) LEITOR(A),

Queremos saber sua opinião sobre nossos livros.
Após a leitura, siga-nos no **linkedin.com/company/editora-gente**,
no TikTok **@EditoraGente** e no Instagram **@editoragente**
e visite-nos no site **www.editoragente.com.br**.
Cadastre-se e contribua com sugestões, críticas ou elogios.

Você tem poder para mudar os níveis de percepção interna e os padrões dos genes, e ele está na sua mente, na capacidade de sentir a emoção correspondente e na energia bioquímica necessária para produzir novas proteínas saudáveis em nível celular e mitocondrial.

Por isso, eu entendo que a beleza, a saúde ou o estado jovem e natural do ser remete ao bloqueio do fluxo original da criação dentro de cada um. Ou seja, existem bloqueios e nódulos informacionais dentro das células, do DNA, das moléculas, nos órgãos ou por todo o corpo, e esses bloqueios inibem a expansão vibracional original, do espaço consagrado de Deus, da energia essencial que nos dá fôlego existencial. Há, portanto, nesse caso, uma espécie de resistência à natureza essencial e plasmável do Universo.

Tudo isso, fatidicamente, desencadeia doenças físicas, emocionais e mentais. Também arrebata nas anomalias do corpo, em deformidade biológica, na fisiologia, na estética, nos padrões mais elevados de beleza, no envelhecimento precoce e na ânsia inconsciente pela morte.

Com o Programa Intensivo de Rejuvenescimento para Saúde, Beleza, Emagrecimento e Cura Celular, você vai receber uma série de técnicas, criadas por mim, para alcançar o alinhamento interior e o estado pleno do ser.

Você vai descobrir como usar todo o poder que já existe em sua mente para desbloquear sua essência original no universo, e, assim, melhorar sua saúde, sua organização celular, seu sistema imunológico, a simetria física do seu corpo, a fisiologia, a expressão energética e emocional que transmite de si para as outras pessoas e para o mundo.

O programa é intensivo, transformador e tem uma ação revolucionária de 21 dias para cada consciência dar o salto quântico e evolutivo que você deseja e que a ajudará a criar a melhor versão de si, em todos os sentidos, especialmente no campo da saúde, na ativação plena do DNA, no estabelecimento de uma nova personalidade! Uma que seja radiante, feliz, harmônica e cheia de energia.

Aponte a câmera do seu celular para o QR Code abaixo e tenha acesso ao programa completo!

ACESSE O PROGRAMA INTENSIVO DE REJUVENESCIMENTO PARA SAÚDE, BELEZA, EMAGRECIMENTO E CURA CELULAR

Além de todo o conteúdo aprofundado deste livro, você vai receber 21 técnicas e exercícios exclusivos para alcançar o alinhamento perfeito com a fonte da juventude.

Você pode estar se perguntando se é possível alcançar saúde, beleza, juventude e emagrecer com o poder da mente e das emoções e com a força do pensamento. Eu lhe respondo, com plena convicção, que sim! É possível conquistarmos tudo o que quisermos. Sabe por quê? Porque temos a mente ao nosso favor!

Imagine que você seja capaz de mudar a morfologia, a genética, a estética, a aparência, reestruturar a biologia, mudar a composição dos telômeros do DNA, alcançar a cura física, restituir as fibras musculares, a elasticidade da pele e trazer o frescor da juventude com o uso de códigos sequenciais. E tudo isso simplesmente **aplicando o poder da visualização e da repetição de números também chamados de códigos sagrados**.

Esse é um fato comprovado pela ciência e pelos estudos sobre o DNA humano e, mesmo sendo um método científico, tem total conexão e relação com a espiritualidade. A espiritualidade, aqui, não é religião propriamente, mas um sentido existencial de conexão com a criação, com o criador e de intimidade com as leis do Universo.

Ciência e espiritualidade pertencem ao mesmo esquema ou campo informacional de compreensão da vida, mas com faces diferentes. Ambas se completam e levam à mesma concepção: ao sentido da vida, ao poder de conexão com o Criador, ao nosso estado do ser ideal de perfeição e de relação com o sentimento mais profundo de amor entre tudo e todos.

Para acontecer a conexão infinita, é preciso restabelecer a norma do Criador. Ou seja, restabelecer nossa frequência de origem e o amor infinito que pulsa em cada telômero ou extensão celular.

Os Códigos e Decretos de Ordem são a chave-mestra para acessar o núcleo dessa fonte de poder, de cura, de amor, de juventude e de estado de pura perfeição. Eles foram entregues pela fonte, por meio do estudo matemático e metafísico avançado de Grabovoi. Agora, você vai receber essa chave, e terá apenas de usá-la. Se busca a cura para alguma doença, a saúde ou descobrir a fonte da juventude, esse é o mistério que será revelado.

Os Códigos fornecem esse poder na prática. Você inicia a reprogramação celular para manter a beleza e a jovialidade eternas. Além de fortalecer essa nova crença, eles trazem codificações energéticas interpretadas e específicas para o fim que deseja. Seja para rejuvenescimento ou para riqueza, por exemplo. Tudo se integra, mais uma vez, perfeitamente.

NOTA DA PUBLISHER

A sociedade coloca uma pressão esmagadora sobre as mulheres para que se pareçam cada vez mais jovens, muitas vezes recorrendo a intervenções cirúrgicas e tratamentos estéticos invasivos. Que mulher nunca se viu diante de anúncios de botox, preenchimento, harmonização facial...? Tudo para retroceder a aparência em alguns anos.

Essa busca incessante pela juventude perpetua padrões irreais de beleza, desencadeando um ciclo de insegurança e insatisfação e mascarando que a idade é apenas um número. A boa notícia é que Elainne Ourives, autora best-seller, revela neste livro o segredo da juventude duradoura e mostra que o rejuvenescimento vem de dentro.

Gene da juventude apresenta técnicas e exercícios nada invasivos e totalmente naturais para que você alcance a aparência desejada e aprenda como cocriar sua melhor versão no Universo. Aqui, a autora compartilha anos de estudos dedicados à busca pelo rejuvenescimento definitivo. Chegou a hora de acessar sua verdadeira essência, manifestar aquilo que sempre desejou e alcançar, de uma vez por todas, sua real juventude.

ROSELY BOSCHINI
CEO e Publisher da Editora Gente

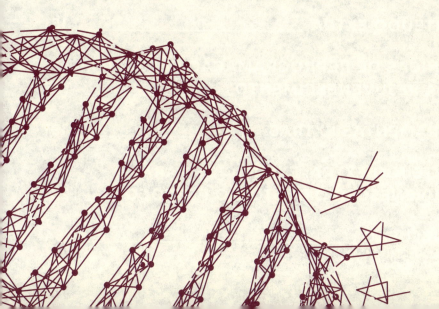

Sumário

INTRODUÇÃO 9

10 ANOS + JOVEM 11

10 PRINCÍPIOS DO REJUVENESCIMENTO
CONSCIENTE 31
    PRINCÍPIO 1 – Mente criativa 35
    PRINCÍPIO 2 – Rejuvenescimento e equilíbrio 47
    PRINCÍPIO 3 – DNA da juventude 57
    PRINCÍPIO 4 – Biologia da crença 67
    PRINCÍPIO 5 – Alimentos da juventude 77
    PRINCÍPIO 6 – O útero de toda matéria e energia .. 85
    PRINCÍPIO 7 – Rejuvenescer dormindo 95
    PRINCÍPIO 8 – O segredo do rejuvenescimento 117
    PRINCÍPIO 9 – Energia vital para rejuvenescer 125
    PRINCÍPIO 10 – Além do tempo, sem envelhecer ... 135

CONTEÚDO EXTRA 151

TÉCNICAS DE REPROGRAMAÇÃO CELULAR
PARA REJUVENESCIMENTO 165

FERRAMENTAS EXTRAS 191

CONTEÚDO EXTRA: EXERCÍCIOS PARA
REJUVENESCER O ROSTO E O PESCOÇO 231

CONCLUSÃO 254

Introdução

Olá, seja muito bem-vinda ao livro *Gene da juventude*. Esta obra tem como objetivo trazer à consciência a possibilidade de magnetizar e cocriar o rejuvenescimento para a sua vida. A vontade de escrever este livro surgiu depois de eu ter passado por uma profunda transformação no meu rosto.

Ao entrar no caos generalizado, atravessar uma verdadeira morte em vida e uma terrível experiência de depressão suicida, precisava descobrir como havia chegado àquela situação deplorável.

Mergulhei profundamente em minha existência para compreender a causa de todos aqueles resultados nocivos no meu rosto e na minha vida. Para isso, me dediquei aos estudos sobre a Autoimagem. A ciência trouxe as respostas para a minha busca por ficar mais jovem, mas elas estavam dentro de mim o tempo todo e eu nem sabia.

Por isso, compilei todo o conhecimento que adquiri nesses estudos e o apresento a você com uma linguagem simples, mas completamente transformadora. Você verá neste livro o verdadeiro motivo que leva mulheres e homens a buscar procedimentos estéticos e, muitas vezes, se arrepender depois.

Aprenderá também como o padrão de beleza e a pressão social influenciam e pressionam as pessoas a acreditar que precisam se adequar a expectativas irrealistas a qualquer custo.

Descobrirá o verdadeiro responsável por coatrair relacionamentos tóxicos que a deixam ainda mais insegura com relação à sua imagem, o que fará você olhar para si com uma nova perspectiva.

Compartilharei a fórmula que mudou o meu jogo e permitiu que eu parecesse dez anos mais jovem.

Vou apresentar os 10 Princípios do Rejuvenescimento Consciente e da Cocriação da Realidade, método que explica o poder que existe dentro de você para alterar o Gene da Juventude®, indo em busca de uma vida mais saudável, feliz e prolongada.

Por fim, você terá a oportunidade de experienciar dez procedimentos estéticos sem precisar sentir dor, de maneira nada invasiva e totalmente natural.

Preparada para aprender os segredos por trás da juventude?
Vem comigo!

10 anos + jovem

É imprescindível manter uma separação clara entre autoconceito, autoimagem e autoestima. O que eu quero dizer com isso? Os três conceitos tratam do mesmo objeto: aquilo que a pessoa é, mas têm significados diferentes. **Autoconceito** é a opinião que a pessoa tem de si mesma; a **autoimagem** é como ela percebe a própria aparência; e a **autoestima**, ah, a autoestima! Ela é absolutamente subjetiva e pode ou não condizer com a realidade. Ela é a nossa autoavaliação.

E é exatamente sobre a diferença desses três conceitos que vou falar neste livro. Porque, apesar de se relacionarem intimamente, existe um abismo entre eles. E tudo isso para que você entenda que nem sempre aquilo que somos é aquilo que vemos, ou que sentimos. Compreender com clareza esses conceitos é o que, de fato, sincronizará a imagem dos seus sonhos com aquilo que vê quando se olha no espelho.

Quando falamos de autoconceito, precisamos entender que a opinião que temos de nós mesmas sempre é contaminada pelo meio em que estamos inseridas. Além dos comentários de outras pessoas em relação à nossa aparência, aquilo que vemos na televisão, nas revistas e em doses desproporcionais nas redes sociais também pesam nessa balança. Aqui, é como a gente se vê por meio do espelho da sociedade.

A autoimagem é mais particular, é a representação mental que você tem de si mesma. Ela é a chave do processo de rejuvenescimento. Isso porque pode ser usada tanto para degradar a sua imagem (quando você não se sente bem consigo); quanto para projetar a imagem dos seus sonhos e convertê-la em realidade (quando você é amorosa consigo mesma e compreende o poder da aceitação).

A autoestima é o resultado dos dois conceitos anteriores. A imagem que você tem de si mesma é o que vai determinar como se projeta no mundo e para outras pessoas. É ela que vai determinar se você vai recusar aquele convite para sair porque não se acha boa o suficiente ou se você vai subir, cheia de confiança, em um palco e se expor para milhares de pessoas, afinal você reconhece o seu valor e sabe que tem coisas importantes a dizer.

Mas, se isso que eu falei até aqui ainda está confuso para você, não se preocupe, vamos trabalhar cada um desses conceitos com profundidade e clareza.

Em março de 2009, estreou na TV brasileira o reality-show 10 anos mais jovem. O objetivo do programa era mudar esteticamente a vida das pessoas, normalmente mulheres, com alguns procedimentos, a fim de deixá-las com a aparência mais jovem.

A cada novo episódio de 10 anos mais jovem, uma participante que aparentava ser mais velha do que realmente era, enfrentava uma prova de fogo: o grande desafio era ficar em uma cabine de vidro, em um local público, para que pessoas estranhas arriscassem dizer a idade que a participante tinha.

Após a participante aceitar ser julgada em praça pública por pessoas desconhecidas, começava o desafio da equipe de especialistas: deixá-la pelo menos "10 anos mais jovem".

Com procedimentos estéticos modernos, tratamentos no cabelo, maquiagem e roupas novas, a missão do programa era rejuvenescer a parte externa daquela mulher. Cada episódio da série contava a história de alguém que, por um motivo ou outro, deixou de se cuidar.

No final, essa mesma participante retornava para a cabine de vidro e ouvia outras pessoas tentarem adivinhar qual a idade dela. Em todos os casos, as participantes ouviam dos desconhecidos que elas aparentavam ter dez anos a menos do que a idade real.

Você se lembra dessas cenas ou assistiu a esse programa?

Não assisto TV há muitos anos, mas ouvi falar desse programa e fiquei intrigada com uma questão. Pois bem, como boa reprogramadora mental que sou, não pude deixar de me perguntar: afinal, após terem a aparência física transformada – ou seja, com seu lado externo melhorado –, será que o verdadeiro motivo que levou essas mulheres a ficarem descuidadas também havia sido transformado?

Em outras palavras, será que a busca por ficar mais bonita é a solução definitiva para fazer essas mulheres se sentirem melhor consigo mesmas?

É exatamente isso que vamos discutir neste livro. Pois de nada adianta que eu apresente meus dez procedimentos estéticos realizados de maneira indolor, não invasivos e totalmente naturais, se primeiro não alinhar com você onde mora o verdadeiro problema. Afinal, o que a levou a deixar de cuidar de si mesma? E ainda, o que a fez buscar procedimentos estéticos para obter resultados mais rápidos, que muitas vezes, pioram a situação?

É o que vamos descobrir!

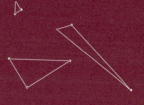

Arrependimento

A procura por profissionais qualificados para desfazer procedimentos estéticos aumentou entre as mulheres, diz reportagem.[1] Existem muitos fatores que influenciam o arrependimento após um procedimento estético, mas geralmente os motivos são expectativas não atendidas, resultados indesejados, complicações e insatisfação com a aparência final.

É importante considerar cuidadosamente suas decisões e conversar com profissionais de saúde qualificados antes de optar por qualquer procedimento estético, a fim de compreender plenamente os riscos, benefícios e possíveis resultados.

Muitas vezes, as suas expectativas com o resultado do procedimento estético podem ser totalmente irreais, principalmente se você usar como referência para a sua transformação fotos de celebridades ou modelos, sem levar em consideração suas próprias características físicas e limitações corporais.

Em alguns casos, a habilidade técnica do profissional, a resposta do seu corpo ao procedimento ou imprevistos durante a recuperação também influenciam no resultado não satisfatório.

Muitas mulheres não sabem que todo e qualquer procedimento estético tem um certo nível de risco associado. Em alguns casos, podem ocorrer complicações durante ou após o procedimento, como infecções, cicatrizes indesejadas, hematomas, assimetrias, entre outros. Se as complicações forem graves ou afetarem significativamente sua aparência ou sua saúde, o arrependimento é certo.

E mesmo com tudo dando certo pós-procedimento, ainda pode ocorrer desconforto e infelicidade devido a vários fatores, como diferenças entre a imagem mental do resultado e a aparência real, a falta de adaptação ao novo visual ou simplesmente mudanças de preferências pessoais.

Portanto, é essencial que você considere cuidadosamente suas expectativas, converse com profissionais qualificados, faça uma pesquisa completa sobre os procedimentos e entenda plenamente os riscos envolvidos antes de tomar a decisão de realizar qualquer intervenção estética. Todas essas ações são importantes, pense nelas como uma precaução, para não se arrepender depois de fazer tratamentos que muitas vezes são irreversíveis.

Infelizmente vemos cada vez mais pessoas tristes consigo mesmas, carregando uma insatisfação com a própria imagem e lidando com a infelicidade causada pela dificuldade em se sentir capaz ou suficiente para lidar com o mundo, a sociedade e a realidade de uma forma geral.

---

[1] MEDINA, A. Procura por profissionais qualificados para desfazer procedimentos estéticos aumenta entre mulheres. **O Globo**, 21 jul. 2021. Disponível em: https://oglobo.globo.com/ela/procura-por-profissionais-qualificados-para-desfazer-procedimentos-esteticos-aumenta-entre-mulheres-25119630. Acesso em: 17 jun. 2023.

Autoimagem

A sua autoimagem é considerada o seu endereço no GPS do Universo, e é através dela que o Criador vai atender aos seus pedidos. A imagem interior é algo muito característico da pessoa e diz tudo sobre ela.

Em qualquer visualização feita, é você que estará lá, e é sua autoimagem que definirá o seu rejuvenescimento. Mas, se não ressignificar suas crenças, nunca terá uma autoimagem positiva no processo de rejuvenescer, e o resultado será cada vez mais envelhecimento.

Por exemplo, vamos supor que você tenha 50 anos, como se vê hoje?

- *Você se sente velha ou jovem?*
- *Quando pensa na sua idade, o que você sente?*
- *Como você se vê?*
- *Quais são as roupas que você veste?*
- *Quais calçados usa?*
- *Quais são os seus pensamentos predominantes em relação a sua idade?*
- *Seus comportamentos estão congruentes com o estado jovial que você deseja?*
- *Qual é a autoimagem do seu futuro?*
- *O que as pessoas estão falando sobre a sua aparência?*
- *Quais são os cuidados que você tem com a sua aparência?*
- *Como você se sente? (Essa resposta é um truque de mestra.)*

Essas perguntas servem para que você construa a sua nova autoimagem rejuvenescida, cheia de amor, alegria e gratidão. Tire um tempo para refletir sobre cada um desses questionamentos, será importante sondar o que anda pensando de si mesma.

Autoimagem e psicocibernética

"A autoimagem é o elemento primordial para a personalidade e o comportamento humano. Mudando-a, alteram-se ambos." – Maxwell Maltz[2]

"**C**ibernética", termo vindo do grego, significa algo como "um timoneiro que dirige seu navio para o porto",[3] e originalmente remete à arte de governar.[4] **Psicocibernética** é um termo criado pelo médico nova-iorquino dr. Maxwell Maltz (1899-1975) para se referir ao processo de autoaperfeiçoamento.

---

[2] MALTZ, M. **Psicocibernética**. Porto Alegre: Citadel, 2023. E-book.
[3] *Ibidem*.
[4] CIBERNÉTCIA. In: PRIBERAM Dicionário. Porto: Priberam, 2023. Disponível em: https://dicionario.priberam.org/cibernética. Acesso em: 17 jun. 2023.

Processo esse que direciona nossas mentes a um objetivo útil e produtivo para, assim, chegarmos ao melhor porto do mundo: a paz de espírito. Em outras palavras, a Psicocibernética ensina como se tornar o timoneiro do seu próprio navio, isto é, como manipular seus pensamentos e sentimentos a seu favor.

Dr. Maltz teve uma carreira muito bem-sucedida como cirurgião facial, e já passava dos 60 anos quando percebeu que muitos de seus pacientes, apesar de terem a face esteticamente reconstruída por cirurgias, continuavam a ter sentimentos de infelicidade, indignidade, depressão, baixa autoestima, medo e insegurança. Ou seja, a autoimagem dos pacientes não era "atualizada" com a mudança estética, por mais perfeita que fosse a cirurgia.

Os pacientes, por algum motivo, não ficavam completamente felizes com o novo rosto perfeito e, assim, ele desenvolveu a teoria de que o segredo da transformação pessoal não estava na mudança da imagem externa ou física, mas na mudança da imagem interna que as pessoas têm de si mesmas, o que ele chamou de **autoimagem**.

Ele chegou à conclusão de que muitas pessoas enxergam a si mesmas de maneira equivocada, em decorrência de suas percepções distorcidas baseadas nas crenças limitantes que possuem na mente inconsciente.

Verdadeiro motivo

Existem algumas razões para que a imagem que você tem de si mesma a faça buscar procedimentos estéticos e desejar mudar sua aparência. As mais comuns são: insatisfação com uma característica específica, desejo de rejuvenescimento, pressão social e de padrões de beleza, desejo de autoaperfeiçoamento, insegurança e busca por aumento da autoconfiança.

Sentir-se desconfortável ou infeliz com uma característica física específica como nariz, seios, queixo, formato do corpo, entre outros, é muito comum, principalmente entre as mulheres. Você com certeza tem alguma insatisfação ou conhece alguém que não é feliz consigo mesma a ponto de afetar sua autoestima e autoconfiança.

O envelhecimento, apesar de ser um processo natural, para algumas pessoas é um grande desafio. O aparecimento de rugas, flacidez da pele, perda de volume facial e outras mudanças relacionadas à idade são extremamente desconfortáveis. Muitas mulheres quando chegam aos 50+ buscam restaurar sua aparência.

Outro motivo – e atualmente o mais comum – é sentir-se influenciada por pressões sociais e pelos padrões de beleza impostos pela mídia e pela sociedade.[5] Essa pressão

---

[5] RIBEIRO, M. Pressão estética pode afetar a saúde mental. **Portal Drauzio Varella**, 21 maio 2023. Disponível em: https://drauziovarella.uol.com.br/psiquiatria/pressao-estetica-pode-afetar-a-saude-mental/. Acesso em: 17 jun. 2016.

estética faz com que você tenha a percepção de que determinadas características físicas são mais desejáveis ou aceitáveis, o que leva à busca por procedimentos estéticos para se adequar a esses ideais.

Muitas mulheres levam em consideração que a mudança em sua aparência física beneficiará outros aspectos da vida, como relacionamentos pessoais e afetivos, vida profissional ou bem-estar geral, aumentando assim a autoconfiança e autoestima.

É importante ressaltar que a motivação por trás dos procedimentos estéticos é sempre complexa e individual. Cada pessoa tem suas próprias percepções, experiências e desejos únicos em relação à própria aparência.

Independentemente do motivo, é fundamental que você se observe, pois mudar sua aparência apenas para camuflar um problema ainda maior é muito perigoso. Fazer qualquer procedimento estético é inútil se você não estiver buscando melhorar o seu relacionamento interno e sua autoimagem ao mesmo tempo.

E foi exatamente por esse motivo que o dr. Maxwell Maltz se sentiu inspirado a dar um passo grandioso em sua carreira: deixar de lado o tratamento de deformidades e cicatrizes externas para trabalhar com a cura das deformidades e cicatrizes internas, tirando o foco das cirurgias plásticas e dedicando-se às "cirurgias emocionais".

Antes de aprofundar mais no assunto e chegar realmente ao ponto que pretendo trabalhar com você, vamos entender melhor de onde vem toda essa autocobrança.

Padrão de beleza

Como foi dito anteriormente, a pressão social e os padrões de beleza impostos pelas mídias e redes sociais são influências significativas na busca por procedimentos estéticos. Nossa sociedade muitas vezes define e promove certos ideais de beleza que levam à sensação de inadequação ou insatisfação com a aparência natural.

A mídia desempenha um papel importante na definição e promoção dos padrões de beleza. Revistas, programas de TV, filmes e plataformas de mídia social frequentemente retratam imagens idealizadas de corpos, rostos e características físicas consideradas "perfeitas" de acordo com os padrões vigentes. Essas imagens criam expectativas irrealistas e a levam a acreditar que precisa se adequar.

A exposição constante a imagens retocadas e filtradas nas redes sociais também a faz se comparar constantemente com os outros, o que desperta a sensação de não pertencimento, ou seja, a falsa ideia de não se enquadrar em um grupo, o que, por consequência, ativa sentimentos como medo e rejeição. Medo de ficar sozinha, de perder oportunidades, de nunca se destacar na vida, de não ser aceita, não ser vista, não ser amada, entre outros.

Sim, o julgamento com relação à aparência pode causar sintomas psicológicos que ativam a necessidade de buscar por esses padrões ideais, que muitas vezes são inalcançáveis. E isso pode se tornar um vício ou até paranoia.

Em algumas culturas, certas características físicas podem ser consideradas mais desejáveis do que outras, influenciando suas percepções e expectativas em relação à própria aparência.

É importante ressaltar que a busca por procedimentos estéticos motivada por pressões sociais e padrões de beleza nem sempre resulta em satisfação pessoal duradoura. Por isso, é essencial primar pela aceitação e valorizar sua individualidade, recorrendo a procedimentos estéticos somente quando desejar genuinamente e tiver expectativas realistas. Além disso, é cada vez mais importante promover a diversidade de corpos e aparências e celebrar a beleza em todas as suas formas.

Celebrar a diversidade

A autoaceitação é um aspecto crucial da saúde mental e do bem-estar emocional. É essencial que você aprenda a amar e aceitar a si mesma, incluindo suas características físicas únicas.

Valorize quem você é como indivíduo, reconhecendo sua beleza interior e exterior. Independentemente dos padrões de beleza impostos pela sociedade, permita-se desenvolver uma autoestima saudável e uma imagem corporal positiva. A beleza vem em uma infinidade de tamanhos, formas, cores e características. Tenha uma visão inclusiva e celebre a diversidade de corpos e aparências ao seu redor.

Você é um ser único e especial em sua própria maneira, e a verdadeira beleza reside na autenticidade e na individualidade de cada um. Ao celebrar a diversidade, criamos uma cultura mais inclusiva e ajudamos a combater a pressão social e os padrões de beleza prejudiciais.

Lembre-se de que é você quem começa a fazer a diferença!

Imagem corporal positiva

A imagem corporal positiva envolve desenvolver uma atitude saudável e positiva em relação ao seu corpo. Fomentar o amor-próprio e a autoaceitação é fundamental nesse processo.

Reconheça e aprecie os pontos positivos sobre seu corpo. Em vez de focar nas supostas "imperfeições", direcione a atenção para tudo o que o seu corpo permite fazer, como movimentar-se, sentir prazer e viver experiências significativas.

Pratique a gratidão pelo seu corpo, isso ajuda a cultivar uma atitude de autorrespeito e autovalorização. Adote hábitos que promovam o bem-estar físico e emocional de maneira saudável. Isso inclui ter uma alimentação equilibrada, praticar atividade física com regularidade, descansar adequadamente e cuidar da sua saúde mental. Ao fazer isso, você demonstra amor e respeito por si, independentemente de sua forma ou tamanho.

Pare de se comparar, lembre-se de que cada pessoa é única. Foque em sua própria jornada de valorização pessoal. Sinta autocompaixão, envolvendo-se em gentileza, compreensão e aceitação. Em vez de se criticar severamente por supostas falhas, se trate com amor, empatia e bondade. A autocompaixão nos permite reconhecer que todos temos nossas próprias lutas e imperfeições, e isso não nos torna menos merecedores de amor e respeito.

Portanto, promover a imagem corporal positiva não diz respeito apenas à aparência física, mas também ao bem-estar emocional e mental. Ao fomentar o amor-próprio e a autoaceitação, você está cultivando uma relação saudável com o seu corpo, reconhecendo sua própria beleza e valor intrínseco. Todo corpo é lindo, entenda isso!

E quando tudo isso se une às pessoas que nos rodeiam, fica ainda mais fácil viver de maneira plena, com autoconfiança e gratidão por suas conquistas e suas capacidades.

Apoio emocional

As pessoas ao seu redor têm um impacto significativo na forma como você se vê e o que sente em relação ao seu corpo. Elas podem contribuir para uma imagem corporal positiva ou, infelizmente, prejudicá-la.

Quando você se cerca por pessoas que a amam, apoiam e a aceitam como é, você se sente valorizada e amada. Essas pessoas a auxiliam a desenvolver uma visão positiva de si mesma, independente de sua aparência física. Elas incentivam a buscar saúde, felicidade e autenticidade, em vez de se concentrar em padrões de beleza irreais.

Por outro lado, amigos que se envolvem em comentários negativos sobre aparência física ou são obcecados com padrões de beleza têm um impacto prejudicial na percepção que você cria de si mesma.

A família e as influências culturais também moldam essa percepção. Quando a cultura familiar celebra a diversidade de corpos e aparências, valoriza a boa comunicação, sem oprimir ou censurar, principalmente na pequena infância, é mais provável que você desenvolva uma imagem corporal positiva. No entanto, existem culturas que enfatizam padrões de beleza restritivos, manipulando esse olhar de naturalidade sobre o corpo, o que afeta negativamente a autoestima e a imagem corporal.

Embora as pessoas ao seu redor possam influenciar nisso, a forma como você se vê é uma jornada pessoal. Ou seja, é de sua responsabilidade olhar para si mesma e enxergar o reflexo do espelho com um novo olhar.

Aprenda a valorizar a sua individualidade e cultive uma relação positiva consigo mesma, independentemente das influências externas. Busque relacionamentos saudáveis, evitando pessoas tóxicas e atividades que não a façam sentir bem.

Relacionamentos tóxicos

Aprofundando mais o assunto, acho importante destacá-los, pois ouço muitas reclamações sobre a influência dos namorados(as), esposos(as) ou companheiros(as), que são totalmente tóxicos.

Se existem pessoas ao seu redor que destacam seus defeitos e a fazem se sentir mal em relação ao próprio corpo, é importante reconhecer o impacto negativo que essas ações causam em você e buscar maneiras de lidar com a situação.

Estabeleça limites claros em relação aos comentários sobre seu corpo. Comunique que não está disposta a tolerar críticas ou julgamentos prejudiciais em relação à sua aparência. Se necessário, afaste-se e/ou reduza o contato com essas pessoas.

Procure pessoas positivas e que apoiem sua vida. Construa um círculo de amizades saudáveis, que seja impulsionador e que contribua positivamente em todos os sentidos da sua vida. Estar cercada por pessoas que a valorizam e apreciam em essência contribui para fortalecer sua imagem corporal positiva.

Lembre-se de que você é única e especial, e merece ser tratada com respeito e gentileza, tanto por si mesma quanto pelos outros. Desenvolva uma mentalidade de autocompaixão, reconhecendo suas próprias qualidades, celebrando suas conquistas e aprendendo a se amar incondicionalmente. Entenda que se você não se colocar em primeiro lugar, amando e respeitando a si mesma, ninguém a olhará com o respeito e a admiração que você merece receber.

Desenvolva uma mentalidade saudável. Lidar com pessoas tóxicas pode ser desafiador, mas ninguém além de você tem o poder de te afetar negativamente! É possível controlar o modo como absorve qualquer informação externa e qual será o impacto que ela vai gerar em sua vida.

Mas existe um grande vilão nessa história, e descobrir o verdadeiro feitor será fundamental para que você mude esse histórico de humilhação e vitimização. Quer realmente descobrir quem é? Então vamos ao X da questão.

O X da questão

"**M**as afinal, o que há de tão especial neste livro que eu já não tenha ouvido por aí sobre autoestima, cuidados com o corpo e rejuvenescimento?"

Você percebeu que existe um padrão de autossabotagem em tudo o que falamos até o momento? E que, independentemente de estar em meio a relações tóxicas, viver na pressão social, seguir padrões de beleza pré-estabelecidos, sofrer por falta de valorização ou desrespeito consigo mesma... só existe um responsável por determinar qual será o percurso da sua vida?

O grande X da questão é VOCÊ!

Sim, eu sei que é difícil ler isso, mas se um procedimento estético não dá certo, ou você vive em um relacionamento tóxico no qual não é valorizado pelo seu parceiro(a), ou se sente frustrada com sua aparência, por falta de cuidados e autoamor, o grande protagonista de tudo isso sempre vai ser você.

A frequência que você vibra é criada a partir do que você pensa, sente e da forma como se comporta. Diante disso, o que você pensa a seu respeito, retorna para você. Da mesma forma, o que pensa a respeito das pessoas que, de alguma forma, lhe fizeram mal, traíram, enganaram, julgaram, também retorna para você.

Ou seja, a forma como as pessoas se relacionam com você é somente a resposta de tudo o que você sente a respeito de si mesma. Quando sair do local de vítima de tudo e de todos, automaticamente, passa a ser a protagonista da sua própria história. E o reflexo que vê hoje no espelho, se torna uma nova imagem, uma que nasce de dentro para fora.

100% de responsabilidade

Para o Universo, o outro não existe! Tudo o que você deseja para o outro está criando a sua realidade, pois volta para você, de qualquer forma. Diante disso, você assume 100% de responsabilidade sobre tudo que está acontecendo na sua vida, se torna consciente do campo eletromagnético que vibra em torno de si.

Para entender melhor: ao seu redor existe um campo de energia que emite a soma de quem você é. Esse campo é conhecido como aura, o que na Física chamamos de campo eletromagnético. É uma energia que parte do centro do seu corpo e percorre um caminho representado por arcos, retornando para o eixo de origem.

Esse campo eletromagnético vibra e pode se estender por até 3 metros de distância em volta de cada ser, elementos da natureza e até mesmo objetos. O Universo funciona através desse campo toroidal.

Esse campo é elétrico, porque emite um padrão de frequência, mas também é magnético, porque atrai e magnetiza para si padrões vibracionais com o mesmo comportamento quântico e energético que o dele.

A vibração emanada por você vai procurar vibrações que estejam em ressonância, magnetizando mais do mesmo em sua vida. Isso é incrível!

O campo eletromagnético humano é constituído pela sua assinatura vibracional. A assinatura vibracional é a soma de atitudes, crenças, reclamações e agradecimentos que você faz.

Essa soma vai formar uma frequência de energia específica que será lançada ao Universo com uma determinada força, retornando a mesma energia, mas em sentido contrário. Ou seja, se você tem um problema, um conflito, uma discórdia, uma briga, quem está em todas as histórias?

Você! Então, quem é o problema?

Diga: "Eu! Eu sou problema!".

A partir do momento em que você assume que é responsável por estar nessas confusões, entende que é responsável por criar a sua realidade. Você cria o bem e o mal; você cria o envelhecimento e a jovialidade. Dessa forma, passa a mudar a sua vibração, aumentando a sua frequência emocional.

Tabela vibracional

As descobertas da Física tradicional de Isaac Newton ainda pautam vários campos das leis universais, porém, quando é relacionada à criação da realidade, já caíram por terra!

Quando Newton chegou ao núcleo do átomo, com equipamentos hoje já ultrapassados, ele descobriu a matéria. Hoje sabemos que não se tratava de matéria e, sim, energia condensada.

Mas o mundo, com aquela informação equivocada, passou a viver o materialismo. Se o mundo fosse matéria, você poderia roubar, matar, enganar e não sofrer nenhuma consequência dessas ações. Se fôssemos seres separados, nada retornaria para nós!

Mas o mundo é energia, nós estamos todos interligados, quanticamente entrelaçados, e todo o mal que fizermos ao outro, vai retornar de alguma forma, não importa o tempo que leve. É isso que nos torna unos! Todos somos um!

Falar que tudo é energia é o mesmo que dizer que tudo o que existe vibra. A cadeira, as paredes, o corpo dos sonhos, o envelhecimento, você. Tudo vibra. E essa vibração é medida em Hertz (Hz).

O dr. David Hawkins criou, a partir de vários estudos, uma referência chamada de Tabela da Consciência. Nela, ele explica que pessoas que vibram em baixas frequências têm menos consciência, enquanto as que vibram em frequências altas e estão no topo da tabela possuem consciência expandida.

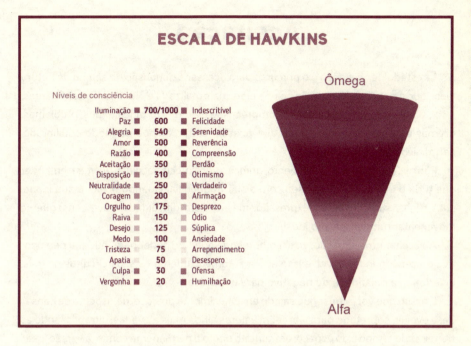

    Quanto maior for seu nível de consciência, quanto mais alto vibrar, maior será o seu poder de cocriação. Isso significa que tudo aquilo que deseja, passa a existir na sua vida.

    Quando você vibra em 30 Hz, por exemplo, está vibrando na culpa, na preocupação, no julgamento, na condenação, no vitimismo... toda vez que se coloca nessa posição, você vibra em uma frequência de contração.

    Nessa frequência densa, tudo está preso, estagnado, um verdadeiro caos, pois é uma frequência muito baixa na Tabela da Consciência. Você precisa de muita força para algo dar certo. Você não consegue ter leveza e aceitação. Sua aparência começa a ser motivo para autossabotagem. Não consegue manter um relacionamento saudável, não consegue manter uma rotina saudável, e acaba entrando em conflito em todas as áreas da sua vida.

    Já quando a sua frequência está elevada, você sintoniza com o seu sonho. A pessoa que vibra acima de 500 Hz está na consciência expandida. Entende, então, por que ainda não conseguiu sintonizar o que deseja? Porque você está vibrando baixo!

    Para elevar a sua frequência, é preciso vibrar na aceitação. Essa energia vai permitir que você honre sua história, aceite a sua vida, ame os seus atores (pessoas que mesmo causando dor, contribuíram de alguma forma para que você se tornasse quem é hoje, se fortalecendo diante dos desafios). Quando aceita algo, você tem o poder de mudar aquela realidade em sua mente.

Aceitação

O estado de aceitação é o percurso para acessar a dimensão do seu Eu do Futuro Ideal, que é a sua melhor versão no universo, mais realizada e plena em todas as áreas.

A Chave da Aceitação está na compreensão de todas as dificuldades, problemas, dilemas e transtornos que porventura possam surgir, agindo de modo equilibrado, harmônico e autoconsciente.

Para alcançar o rejuvenescimento, primeiro você precisa acolher, aceitar e entender que tudo parte de você e ressoa com a sua frequência. Quando aceita a sua idade, suas rugas, suas linhas de expressão, mesmo com dificuldade, você consegue se movimentar rumo à solução ideal.

Ao aceitar uma situação, você compreende que tem poder para mudar a perspectiva do cenário indesejável, e isso altera automaticamente os seus circuitos neurais, invertendo a polaridade do negativo para o positivo.

É assim que você consegue sair do envelhecimento precoce, do aspecto de cansada, e evoluir, sobretudo para vibrar em esferas ainda mais elevadas, ultrapassando as barreiras do tempo e do espaço, em contato direto e permanente com sua versão ideal.

Quando suas ideias viajam em forma de onda informacional, por meio do campo do Universo e pelo impulso do seu campo quântico, você acessa possibilidades infinitas para que o rosto que sempre sonhou se manifeste no momento presente. Porque aqui você acessa um espaço Divino, no qual tudo é possível de se manifestar, em uma velocidade estrondosa que ultrapassa qualquer barreira dimensional de tempo, espaço, som, luz e curvatura do Universo. Esse é o nível pleno de aceitação, onde o Universo se torna perfeito e sincrônico

Quando eu, Elainne, ainda estava no processo de elevar minha frequência, o meu primeiro estágio foi de autoagressão. E isso só mudou quando comecei a entender que me aceitar também era aceitar que Deus existia dentro de mim.

Eu não compreendia porque todo aquele caos estava na minha vida, mas quando aprofundei meus estudos sobre as emoções, descobri que existia um bem maior. E muito além de aceitar minha aparência física, eu precisava aceitar o meu SER, pois ali estava minha divindade.

Durante o meu processo de cura, eu não assistia aos meus vídeos gravados. Não via as minhas fotos. Quando alguém pedia uma foto comigo, eu sorria e repetia internamente: *Eu sou linda! Eu sou bonita!* E, de alguma forma, aquela informação começou a se internalizar em mim. Passei a entender que isso fazia parte do meu trabalho. Eu precisava falar, me comunicar, estudar, ter muito conhecimento, mas, ironicamente, também precisava gravar vídeos, estar em eventos, palestras, tirar fotos, ou seja, mesmo não querendo, a minha imagem era parte fundamental e decisiva no meu trabalho. Eu precisava aparecer.

E isso é lindo, porque a sua sombra é a sua maior cura!

Por muito tempo, eu me maltratei, me menosprezei, feri, agredi... Para romper com esse ciclo de vitimização, precisei pegar aquela Elainne no colo e enchê-la de amor. Lembro do dia em que me olhei no espelho e disse com total convicção: "Eu tenho orgulho de ser você!". Esse momento foi um encontro com a minha alma. Eu fechava os olhos, visualizava a Elainne do passado e dizia: "Eu sou linda!", "Eu sou perfeita!", "Eu me amo!", "Eu me aprovo!". Eu projetava aquela Elainne no espelho, com um sorriso perfeito, e agradecia!

Quando comecei a gravar os vídeos, eu não me preocupava tanto com a aparência. Até perceber que as pessoas se espelhavam em mim, e que era importante estar bem apresentável. Eu recebia críticas que diziam: "Nossa! Como você parece cansada!", "Você não se arruma antes de gravar?", "Você nem se cuida!".

Foi nesse momento que passei a cuidar da minha aparência e esses cuidados estavam relacionados à minha autoestima e ao meu amor-próprio. Comecei a cuidar do meu corpo, da minha alimentação, praticar exercícios físicos, ser mais vaidosa, usar maquiagem... me tornei mais segura e mais confiante para interagir com câmeras e com as pessoas.

Tudo se resume a entender que, a partir do momento que você eleva a sua frequência, passa a vibrar um código de barras, uma assinatura vibracional. O código vibracional do seu campo eletromagnético vibra 24 horas por dia, atraindo para si eventos, situações e circunstâncias de frequência semelhante, transmutando crenças limitantes que estavam impregnadas no inconsciente, mas que agora possuem um estímulo contrário para alterar a energia e a informação contida na mente inconsciente. Sendo assim, você descobre qual é o caminho para o rejuvenescimento: SER jovem!

Sabe como eu sei disso?

Porque essa é exatamente a minha história. A única diferença entre você e eu é que durante essa caminhada de dor, eu encontrei o verdadeiro milagre da juventude. Mas antes de revelar qual é, vou contar como trilhei essa jornada de autoamor e rejuvenescimento pleno.

A história do meu rosto

O envelhecimento é um processo inerente à vida, mas não é surpresa que algumas pessoas ainda busquem a fonte da juventude para driblar esse processo que é tão natural e ao mesmo tempo tão temido.

A Fonte da Juventude é, na verdade, uma lenda que se popularizou durante a Idade Média. Considerada um lugar sagrado e mágico, as pessoas poderiam encontrar na água o milagre que as rejuvenesceria e proporcionaria uma vida longa e saudável. Alguns acreditam que essa lenda pode ter sido influenciada por fontes de águas termais ou de água mineral que eram consideradas curativas e rejuvenescedoras na época. Mas sabemos que essa fonte não existe, não é mesmo?

E se eu dissesse que sim... Essa fonte existe! Mas foi procurada por todos esses séculos no lugar errado. Pois bem, é exatamente isso que vou ensinar a você neste livro.

Despertei sua curiosidade? Então continua comigo até o final, pois vou revelar os segredos que me ajudaram a rejuvenescer 10 anos. Eu encontrei a verdadeira Fonte da Juventude, e vou mostrar todos os passos que trilhei para que você não precise perder mais tempo procurando atalhos.

Uma imagem vale mais que mil palavras, certo? Então veja como eu era e como estou agora:

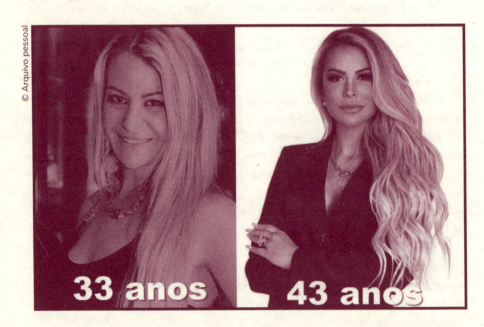

Na foto da esquerda, eu tinha apenas 33 anos, estava no início da minha carreira como palestrante. A foto da direita foi feita no final de 2022, para a capa do meu livro Algoritmos da Cocriação®, quando eu tinha quase 43 anos.

Minha aparência na foto da direita é muito mais jovem do que na foto da esquerda, não é mesmo? Se formos pensar no significado comum de juventude, trocando as fotos e deixando as idades, tudo faria muito mais sentido.

E agora você pode estar se perguntando: "Como ela conseguiu parecer mais jovem mesmo com dez anos a mais?".

Vou compartilhar cada passo que percorri para obter esses resultados. Mas, antes, veja outra prova que tenho, mais ou menos da mesma época, que foi divulgada em uma revista no dia 7 de maio de 2011. Nossa! Quando olho esta foto, lembro claramente da profunda tristeza que vivia naquela época.

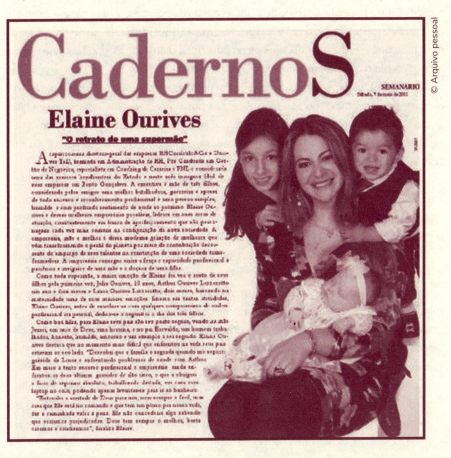

© Arquivo pessoal

Eu estava em depressão suicida e com depressão pós-parto, ou seja, um profundo estado depressivo, causado, entre outras questões pessoais, por uma separação, uma gravidez inesperada, minha empresa falindo, todos os meus pilares desestruturados... era um caos generalizado, simplesmente me perdi. E nessa desestrutura toda, senti a necessidade de estar bem comigo mesma e tratar a minha beleza externa, achando que ajudaria a melhorar minha situação.

Para contextualizar, com 21 anos sofri uma paralisia facial no lado direito do rosto, devido a uma grande crise de estresse profissional. Aos 19, abri uma empresa de recursos humanos e, como qualquer empresário, lidava diariamente com várias questões estressantes, funcionários para gerenciar, clientes grandes com quem negociar e enfim. Na noite do ocorrido, acordei de madrugada com o rosto completamente inchado e fui direto ao hospital. Lá descobri que havia sofrido uma paralisia facial no lado direito do rosto.

Naquela época, fui orientada a passar por um procedimento cirúrgico. Mas, por já ter lido muitos livros sobre pensamento positivo, e por atuar na área da saúde mental, recusei. Com a paralisia, um olho ficou diferente do outro, situação que gerava extrema ansiedade e mexeu muito com minha autoestima. Busquei ajuda de um oftalmologista, que disse que eu poderia deixar os olhos parecidos utilizando Botox. Naquela época eu nem sabia o que era, mas resolvi adotar a técnica.

Voltando à história da foto da revista. Foi uma fase muito difícil. Eu dizia para mim mesma, todos os dias: "Eu sou feia!", "Eu sou horrorosa!", "Eu me odeio!". Fazia isso porque sentia culpa por tudo que estava vivendo, e quem sente culpa também quer se autodestruir. Eu não me sentia merecedora de nada. Então, me culpava! Eu me sentia deformada e horrível.

Ao mesmo tempo, buscava ajuda de tratamento estéticos. A minha intenção era melhorar a autoestima, mas o que eu vibrava? "Velha, deformada, horrível". Bingooo!

Em um dos tratamentos para harmonizar a deformação causada pela paralisia, procurei um cirurgião para aplicação de Botox. Esse cirurgião, em sintonia com a minha frequência, vibrou em ressonância com tudo de negativo que eu sentia a meu respeito, e me enganou, colocou um produto chamado Metacril no meu rosto.

Quando cheguei em casa, a Jaque, minha sócia, perguntou o que eu havia feito no rosto. Levando em consideração que já fazia o mesmo procedimento há tanto tempo, respondi: "Nada!". Então, a Jaque volta dizendo: "Mas o seu rosto está roxo!". Lembro de ficar gelada na mesma hora, pois já havia pesquisado sobre aquele produto e sabia que um dos sintomas era essa roxidão no local da aplicação.

Entrei em contato com o cirurgião para perguntar se ele havia feito isso comigo. E ele disse: "Não!". E ainda ousou insinuar que eu estava louca por pensar isso! Com o passar dos dias, meu rosto começou a ficar deformado, travado, e a tristeza me consumiu. Meu rosto não tinha nenhuma expressão. O que eu mais amava em mim era o meu sorriso, e ele não existia mais. O pior de tudo era pensar que se ele realmente tivesse colocado aquele produto em mim, seria algo irreversível. Quando eu me olhava no espelho, não me reconhecia, eu não me via...

Mas por que estou contando tudo isso? Para que você tenha certeza de que, sim, eu sei do que estou falando e sei o que você sente. Sofri com a minha aparência por muito tempo, não posso negar que foram tempos difíceis, mas eu, de fato, descobri a verdadeira Fonte da Juventude, e hoje estou dez anos mais jovem.

> É cada vez mais importante promover a diversidade de corpos e aparências e celebrar a beleza em todas as suas formas.

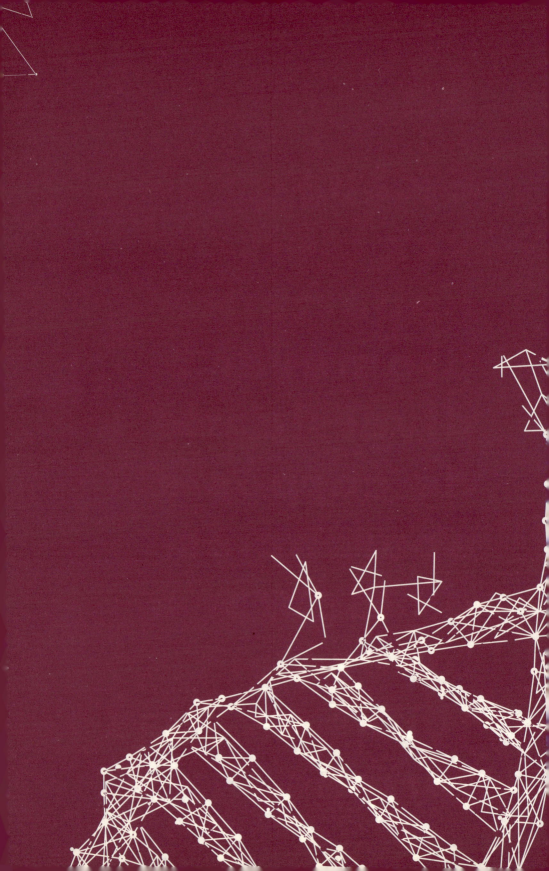

10
PRINCÍPIOS DO REJUVENESCIMENTO CONSCIENTE

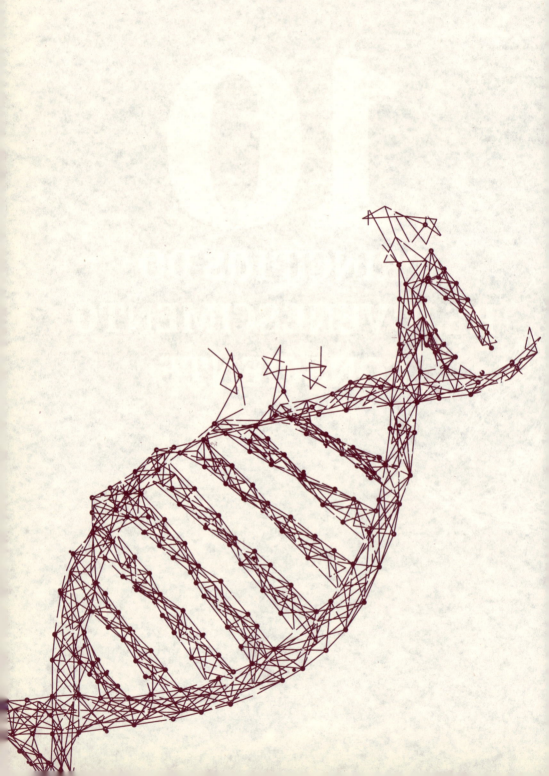

Agora você vai acessar os 10 Princípios do Rejuvenescimento Consciente e da Cocriação da Realidade, que vão explicar o poder que existe dentro de cada um de nós para alterar o Gene da Juventude®, permitindo que você desfrute de uma vida mais saudável, feliz e prolongada.

A partir daqui, vou mostrar como o DNA é reprogramado através da conexão cósmica com o Universo, ação necessária para obter o DNA jovem em sua vida, alinhar as suas conexões neurais e causar o colapso da função de onda com o seu EU mais jovem.

Você vai descobrir que existe uma forma avançada para atingir e mudar a polaridade da informação que está no seu inconsciente, sem que ele apresente resistência.

Vai acessar práticas que paralisam ou, no mínimo, retardam o tempo do envelhecimento, e a sua idade biológica não será mais uma sentença inevitável. Vai entender a diferença do alimento e da nutrição e como a energia dos alimentos pode interferir na frequência vibracional do seu corpo.

Existe um oceano de energia que pode ajudar a cocriar o rejuvenescimento, e eu reuni toda a comprovação científica necessária, com explicações simples e didáticas para você compreender a conexão de tudo através da reprogramação da sua mente inconsciente, do DNA e dos seus genes.

Você vai conhecer a importância dos telômeros e como eles têm total influência no rejuvenescimento do seu corpo e da sua face. E compreenderá a inexistência do passado e do futuro, aprendendo que tudo que existe está apenas no absoluto agora!

Preparada para receber essa enxurrada de transformação e conhecimento? Então aperte os cintos, pois vamos começar!

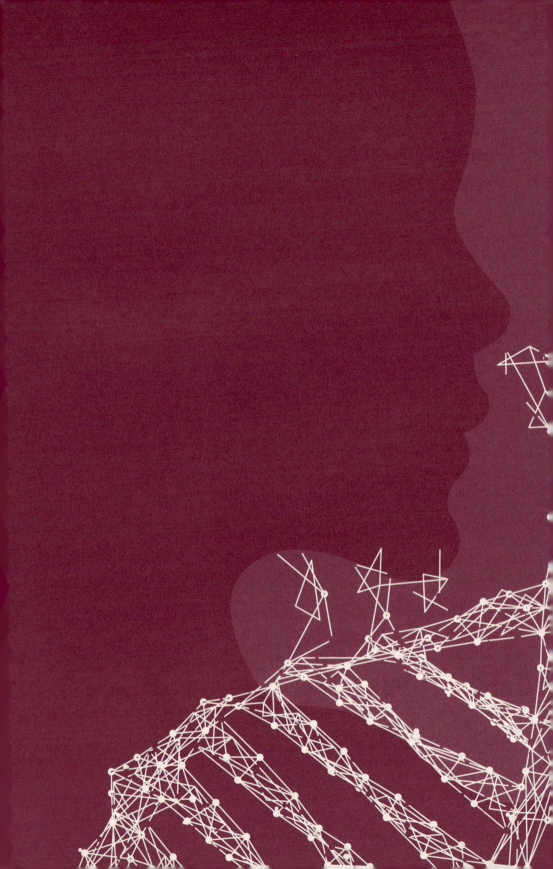

PRINCÍPIO

1

Mente criativa

Em 1960, o dr. Maxwell Maltz publicou suas descobertas a respeito do assunto no best-seller Psyco-Cybernetics, obra na qual ensina a aplicar a Psicocibernética para diferentes propósitos: de sucesso nos negócios, conquistas atléticas à melhoria da vida sexual.

Atualmente, "cibernética" é uma palavra de ampla utilização e, apesar de normalmente associada à automação de sistemas e máquinas, também se refere aos processos automáticos da mente e do comportamento humano. Assim, a Psicocibernética consiste na cibernética aplicada aos mecanismos automáticos do cérebro humano e dos processos mentais.

De acordo com a Psicocibernética, os limites que determinam nosso sucesso em qualquer área da vida são impostos por nossa **autoimagem**, isto é, por aquilo que pensamos sobre nós mesmos e que determina nossos sentimentos e comportamentos. Desse modo, a chave da transformação pessoal capaz de levar ao sucesso consiste na alteração da nossa autoimagem.

Para que essa alteração aconteça, não basta apenas desejá-la conscientemente, pensar positivo ou usar técnicas de visualização, pois o mecanismo que possibilita a mudança sempre busca operar em conformidade com a autoimagem, que são as convicções e crenças inconscientes.

Quando há uma dissonância entre o desejo consciente da pessoa e sua autoimagem, esse mecanismo não será ativado, fazendo com que a autoimagem inconsciente prevaleça determinando os comportamentos e, em última instância, a manifestação da realidade que a pessoa vivencia. Em outras palavras, para que os desejos conscientes sobre o rejuvenescimento se realizem, precisam estar devidamente alinhados com as convicções internas.

É preciso desprogramar e remover as crenças limitantes que definem sua autoimagem para que esse alinhamento aconteça e, automaticamente, ative o Mecanismo Criativo da mente inconsciente que buscará os meios para a alcançar o fim estabelecido como objetivo.

Dr. Maltz usa as expressões **Mecanismo Criativo**, **Mecanismo Automático** e **Mente Criativa** em referência à mente inconsciente que, conforme seu entendimento, possui uma natureza teleológica. Nas palavras do autor:

> *O mecanismo automático [a Mente Criativa] é teleológico, isto é, opera ou deve ser orientado para objetivos com resultados finais. Não desanime porque o modo de fazer talvez não se revele. É função do mecanismo automático fornecê-lo quando você lhe der o objetivo. Pense em termos de finalidade, e o modo de fazer muitas vezes cuidará de si mesmo.*[6]

[6] MALTZ, M. op. cit.

Basicamente, isso significa que resolver problemas e satisfazer as demandas da mente consciente é algo inerente à própria natureza da mente inconsciente, desde que livre de crenças limitantes. Um detalhe importante é que devemos sempre focar o resultado desejado, sem condicionar os meios utilizados para chegar lá.

E mais importante ainda: ele afirma que não devemos ficar esperando o resultado chegar para agir. Pelo contrário, devemos nos comportar como se o resultado já tivesse sido alcançado, pois só assim será, de fato, atingido.

Nesse processo, preocupação, ansiedade e dúvida simplesmente travam o "mecanismo", ou seja, a certeza e a confiança são fundamentais para a obtenção do resultado almejado. Novamente nas palavras do próprio dr. Maltz:

> *Aprenda a confiar em que seu mecanismo criativo cumprirá o papel dele; não o bloqueie por meio de preocupação exagerada, ansiedade em saber se ele irá funcionar, ou ainda tentativas de forçá-lo com um empenho consciente exacerbado. Deixe-o trabalhar em vez de forçá-lo a isso. Essa confiança é necessária, pois o mecanismo criativo opera abaixo do nível da consciência, e você jamais saberá o que se passa abaixo da superfície. Além disso, é da natureza dele operar espontaneamente, de acordo com a necessidade presente. Portanto, você não terá garantias antecipadas. Ele começa a operar à medida que você age e que, por meio de ações, faz demandas. Não espere provas para começar a agir. Aja confiante de que o mecanismo de sucesso fará o resto.[7]*

Encontramos aqui mais uma validação do axioma básico do cocriação da realidade "ser para ter", o qual é fundamentado em todas as doutrinas, da metafísica e do esoterismo à Psicologia, Neurociência e Física Quântica. Todas as doutrinas e ciências, de todos os tempos e lugares, legitimam o "ser para ter" como sine qua non (condição sem a qual não) para manifestação de qualquer realidade desejada, referente a qualquer pilar da vida.

Para o dr. Maltz, nossa mente inconsciente é um **servomecanismo** para atingir metas. Servomecanismo é um conceito da Engenharia que descreve um sistema de controle automático de realimentação de movimentos que executa seu próprio trabalho a partir de ordens que lhe são dadas.

Esse sistema multiplica o esforço do condutor de uma máquina ou veículo através do acionamento de algum dispositivo, com o objetivo de obter um resultado potencializado e mais vantajoso e com um menor esforço para o condutor. Um exemplo simples é o sistema de frenagem e aceleração de um carro, os quais, quando acionados pelo condutor, executam automaticamente as funções de parar o veículo ou mantê-lo em movimento. Sem esse servomecanismo, teríamos que dirigir nossos carros igual ao Fred Flintstone, usando a força dos próprios pés para impulsionar ou parar o veículo!

[7] MATLZ, M. *op. cit.*

De acordo com os princípios da cibernética, o servomecanismo da mente inconsciente opera de maneira análoga, de modo que atingimos nossos objetivos não apenas pelo pensamento racional ou vontade consciente, os quais são considerados apenas gatilhos para a operação dos mecanismos automáticos. Basicamente, enquanto a mente consciente escolhe o objetivo, a mente inconsciente busca os meios para sua realização.

Apesar da comparação com servomecanismos de veículos e com a automação de máquinas, o dr. Maltz pontua expressamente que nós não somos uma máquina; nós possuímos uma máquina, que é nosso próprio cérebro.

Quando pensamos nos resultados do rejuvenescimento, ativamos o Mecanismo Criativo do cérebro e, caso não ofereçamos resistência, de alguma forma, criamos os resultados que pensamos. Somos capazes de, instantaneamente, ter novas ideias a partir de novos padrões de raciocínio que criam imagens mentais. Essas imagens provocam respostas fisiológicas como se aquilo que é imaginado fosse fisicamente real.

Segundo o dr. Maltz, o meio pelo qual a Psicocibernética opera para realizar as transformações em nossa autoimagem, isto é, na maneira como pensamos, sentimos e (re)agimos, é a **visualização**. Ele descobriu que, em decorrência do Mecanismo Criativo da mente inconsciente, a visualização é a técnica mais poderosa do mundo para cocriar um resultado.

Vamos entender como ela funciona!

Autoimagem

A sua autoimagem, como já foi dito, corresponde à forma como você percebe e enxerga a si mesmo, e é formada a partir de suas crenças inconscientes. A autoimagem se confunde com a própria personalidade, uma vez que determina o conjunto de pensamentos, sentimentos e comportamentos-padrão e automáticos que você possui.

Nessa perspectiva, é a sua autoimagem que determina seu potencial de cocriador e a manifestação da realidade vivenciada por você até o presente momento. Portanto, se sua realidade vigente não é agradável, é preciso alterar sua autoimagem.

Se sua autoimagem for de envelhecimento, sofrimento, julgamento, o servomecanismo da Mente Criativa que opera sem fazer juízo de valor e sem levar em conta seus desejos racionais conscientes vai trabalhar automaticamente para entregar resultados equivalentes de envelhecimento, sofrimento e um olhar negativo a respeito de sua aparência, em um ciclo que se retroalimenta e tende a se perpetuar, a não ser que você escolha agir para interrompê-lo.

Por outro lado, se você conseguir configurar uma autoimagem de sucesso, alegria e jovialidade, da mesma forma, seu Mecanismo Automático trabalhará para entregar resultados correspondentes.

Em outras palavras, uma pessoa que acredita que é velha, que nasceu para sofrer ou para ser feia e que nada dá certo em sua vida, mesmo que se cuide, tenha uma boa alimentação e receba boas oportunidades para rejuvenescer, fará com que seu Mecanismo Automático sempre encontre uma maneira de conduzi-la para eventos, encontros e circunstâncias que confirmem o conteúdo de sua autoimagem.

Contudo, felizmente, o contrário também é válido: se a pessoa tem uma autoimagem de sucesso, manifestará sem muito esforço todas as oportunidades, encontros, eventos e circunstâncias legitimadoras de suas crenças positivas e empoderadoras.

A autoimagem, contudo, não é algo fixo e imutável; independentemente da idade da pessoa e de suas circunstâncias pessoais, familiares, sociais, culturais, intelectuais, financeiras etc., ela pode ser voluntariamente alterada, desde que haja dedicação e compromisso na busca por autoconhecimento e autoaperfeiçoamento.

Apesar de ter sua sede na mente inconsciente, a autoimagem pode ser alterada através da vontade da mente consciente.

A melhor estratégia para modificá-la deliberadamente é treinar a sua mente inconsciente como a um músculo. Da mesma maneira que você pode modelar seu corpo físico com treino repetitivo, consistente e disciplinado, também pode usar a mesma dedicação para modelar sua autoimagem, reprogramando seu inconsciente para obter o sucesso que deseja.

A execução bem-sucedida desse processo de reconfiguração da autoimagem é diretamente proporcional ao seu nível de confiança e não resistência, isto é, sua capacidade de acreditar visceralmente que é possível mudar.

O fato é que, uma vez que você conseguir reconfigurar sua autoimagem, alterará também a maneira como enxerga a si mesma e, consequentemente, a maneira como enxerga a realidade. E isso leva a uma nova frequência vibracional, capaz de sintonizar uma vida plena, feliz, abundante, saudável e jovial, como já vimos anteriormente.

Trabalhar a autoimagem é, portanto, a chave para acessar o sistema operacional automático da mente inconsciente que determina seus comportamentos e, em última instância, cria a sua realidade. E, como a mente inconsciente ignora meras palavras, para reprogramar a autoimagem, é preciso usar a imaginação através das visualizações. E, fora das visualizações, agir de maneira congruente.

O mecanismo do sucesso

Naturalmente, todos nós possuímos o desejo de ser jovens, que é uma espécie de instinto de sobrevivência, no sentido de que é inerente aos seres humanos desejar não só sobreviver, mas desfrutar da vida em sua plenitude e longevidade.

Nossa mente inconsciente, com seu servomecanismo, tem uma tendência espontânea para criar coisas novas. Existem 5 princípios básicos para direcionar esse mecanismo a seu favor, no sentido de programar e nutrir uma autoimagem de sucesso:

1. **Estabeleça um objetivo para que seu Mecanismo Automático possa trabalhar** – pode ser algo já existente, que você já sabe o que é ou então pode descobrir um novo propósito;
2. **Entenda que sua Mente Criativa foca em resultados** – por isso não se preocupe se, em um primeiro momento, você achar que não existem meios para alcançar a jovialidade que você deseja;
3. **O servomecanismo, por operar de maneira automática (cibernética), tem a capacidade de corrigir os próprios erros e ajustar a rota** – podem acontecer falhas no processo, mas não desanime e continue confiando, porque os erros são temporários e autocorrigíveis;
4. **Se identificar algum erro ou atraso, não se concentre nisso** – confie e mantenha o foco no resultado desejado;
5. **Abstenha-se de qualquer tipo de ansiedade, medo, preocupação ou dúvida** – confie que seu Mecanismo Criativo fará o trabalho.

A chave fundamental que "liga" a ignição desse mecanismo natural de busca pelo sucesso é a **imaginação criativa**. A imaginação permeia todo o comportamento humano, uma vez que não agimos com base em como a realidade é de fato, mas em conformidade com as imagens que temos de nós mesmos, das pessoas, das coisas e das situações, as quais determinam a amplitude da operação do Mecanismo Criativo.

Agora chegou a hora de praticar tudo que aprendeu até aqui e visualizar um procedimento estético sendo feito através da mente.

Protocolo de uso dos procedimentos estéticos

Chegou o grande momento em que você vai poder experenciar técnicas de visualização para sentir na pele os procedimentos estéticos mais avançados da atualidade. Para isso, é muito importante destacar algumas leis mentais.

A primeira lei é que **a mente não sabe distinguir o que é real e o que é imaginário**, pois as mesmas redes neurais são ativadas. Isso significa que se você correr uma maratona na mente – inclusive esses são uns dos ensinamentos que eu trago no treinamento mais avançado de visualização que existe neste planeta, o Neurobótica –, a mente vai realmente acreditar que você correu essa maratona. Incrível, né?

A segunda lei é que **para a mente, o tempo não existe**, ou seja, ela é atemporal. Portanto, não importa quando esse procedimento está sendo feito, o importante é que está obtendo resultados incríveis e imediatos. Por isso, após fazer a visualização, acredite que os efeitos já estão surgindo instantaneamente, dessa forma, a mente criativa acredita fortemente naquela realidade criada no invisível.

A terceira lei é que **a mente é não local**. Isso significa que o procedimento será feito em seu duplo quântico e basta sintonizar essa mesma vibração para que a transformação feita no microcosmo surja no macrocosmo. Aprofundo mais sobre o duplo quântico no treinamento Meta Cocriação®.

Agora vamos ao tratamento!

As orientações abaixo são válidas para todos os procedimentos oferecidos ao final de cada Princípio do Rejuvenescimento Consciente:

- *Escolha dos protocolos oferecidos ao final da explicação de cada Princípio do Rejuvenescimento Consciente – minha recomendação é que foque em um de cada vez. Leia a descrição dos efeitos e escolha aquele que fizer mais sentido para você no momento;*
- *Grave um áudio com sua própria voz para usar como condução;*
- *Pratique o procedimento escolhido uma vez por dia durante 21 dias seguidos;*
- *Você pode fazer a visualização sentada ou deitada, como preferir;*
- *A visualização pode ser feita em qualquer horário que desejar.*

Lembrando que todos os tratamentos são baseados em procedimentos estéticos reais, mas aqui estão adaptados para a visualização mental. Os nomes também são fictícios e criados por mim.

Passo a passo inicial

Antes de começar a fazer qualquer procedimento, visualize sua sessão iniciada da seguinte forma:

Passo 1: visualize-se agendando sua consulta na **Clínica Ourives Procedimentos Estéticos Holográficos**. Uaaau! Genteee! Eu amei isso! É a minha cara!

Passo 2: visualize-se pedindo uma consulta com uma profissional especializada, no dia e horário da sua preferência;

Passo 3: visualize a melhor clínica de estética que você já conseguiu imaginar. Sinta o ambiente de prosperidade, abundância e muita elegância. Sinta o cheiro desse lugar, sinta as texturas dos móveis, sinta orgulho de você por estar ali, prestes a ser atendida;

Passo 4: durante a consulta, você verbalizará suas preocupações e objetivos estéticos, e a profissional vai avaliar sua pele, discutir os resultados esperados, explicar o procedimento em detalhes e determinar se o tratamento estético da sua escolha é adequado para você. É importante nesse momento informar ao profissional o seu histórico médico, alergias ou qualquer condição preexistente;

Passo 5: após a conversa e a obtenção da aprovação profissional, marque a data em que iniciará o procedimento com a recepcionista e pague antecipadamente o pacote do tratamento. Visualize o valor sendo debitado na maquininha do cartão e sinta-se próspera em poder fazer o pagamento à vista, sem qualquer sensação de pesar.

Agora, sim, você poderá iniciar o procedimento estético da sua escolha.

O primeiro apresentado é o HoloMorpheus, mas a apresentação dos procedimentos está sem uma ordem específica, você pode escolher qualquer um para completar sua visualização. Minha recomendação é que leia todos e faça aqueles com os quais mais se identificar.

> A chave da transformação pessoal capaz de levar ao sucesso consiste na alteração da nossa autoimagem.

#1 Procedimento estético – HoloMorpheus

○ HoloMorpheus é uma tecnologia utilizada para tratar diversos problemas estéticos, como flacidez, celulite, estrias, gordura localizada e rugas. Ele oferece resultados significativos de maneira minimamente invasiva. Utiliza microagulhas revestidas em ouro e ondas de radiofrequência para atuar tanto no rosto quanto no corpo.

A ponteira chamada HoloMorpheus Face é indicada para tratar incômodos no rosto, reduzindo a flacidez, melhorando a textura da pele, diminuindo os poros e uniformizando a pigmentação facial.

Já a ponteira HoloMorpheus Body, um pouco maior, utiliza radiofrequência para aquecer as células de gordura localizadas até 8 mm abaixo da pele. Isso ajuda a reduzir medidas em regiões como braços, coxas e abdômen, melhorando a silhueta de maneira natural. O procedimento é minimamente invasivo, não envolve cortes e tem uma recuperação suave.

O HoloMorpheus é um tratamento estético inovador que se tornou uma tendência. Ele emite ondas de radiofrequência, e essa combinação estimula a produção de colágeno e elastina, promovendo a regeneração da pele e proporcionando resultados de melhoria da aparência.

Vale ressaltar que independente de qualquer procedimento ou dos padrões impostos pela sociedade ou pelas celebridades, cada pessoa é única, e o mais importante é buscar a autoaceitação e a felicidade consigo mesma.

Agora que você já conheceu mais sobre o primeiro procedimento estético, vou mostrar o passo a passo de como realizar a visualização do HoloMorpheus Face. O próximo procedimento será o HoloMorpheus Body.

Passo a passo HoloMorpheus Face

Passo 1: no dia do procedimento, visualize sua pele sendo limpa e preparada para garantir a higiene adequada e a absorção eficiente dos produtos;

Passo 2: para minimizar o desconforto, sinta uma anestesia tópica sendo aplicada na área a ser tratada;

Passo 3: escute a profissional explicando que isso ajudará a garantir que você se sinta o mais confortável possível durante o procedimento;

Passo 4: visualize a profissional posicionando cuidadosamente a ponteira do HoloMorpheus Face na área a ser tratada. Veja as microagulhas revestidas em ouro penetrando na pele de maneira controlada e precisa. Você fica surpresa em não sentir dor alguma;

Passo 5: escute a profissional dizendo que a ponteira do HoloMorpheus Face está emitindo ondas de radiofrequência enquanto as microagulhas estão penetrando a sua pele. E que essa combinação de microagulhas e radiofrequência ajudará a estimular a produção de colágeno e elastina, promovendo a regeneração da pele e incentivando seu rejuvenescimento;

Passo 6: após alguns minutos de aplicação, sinta a profissional movendo a ponteira do HoloMorpheus Face cuidadosamente pela área tratada, fazendo ajustes conforme necessário para atingir os melhores resultados. Isso permitirá que todas as áreas desejadas sejam tratadas de maneira uniforme;

Passo 7: após o tratamento, visualize a profissional aplicando um gel calmante e hidratante na sua pele para ajudar a acalmar e proteger a área tratada, ao mesmo tempo em que explica que isso também ajuda a reduzir qualquer vermelhidão ou inchaço que possa ocorrer;

Passo 8: escute a profissional fornecendo orientações pós-tratamento, incluindo cuidados com a pele e restrições a exposição ao sol. Ouça que é essencial seguir essas orientações para otimizar os resultados e garantir uma recuperação adequada.

Esse tratamento pode ser feito em uma única aplicação ou, se você sentir necessidade, aplique novamente após 45 dias.

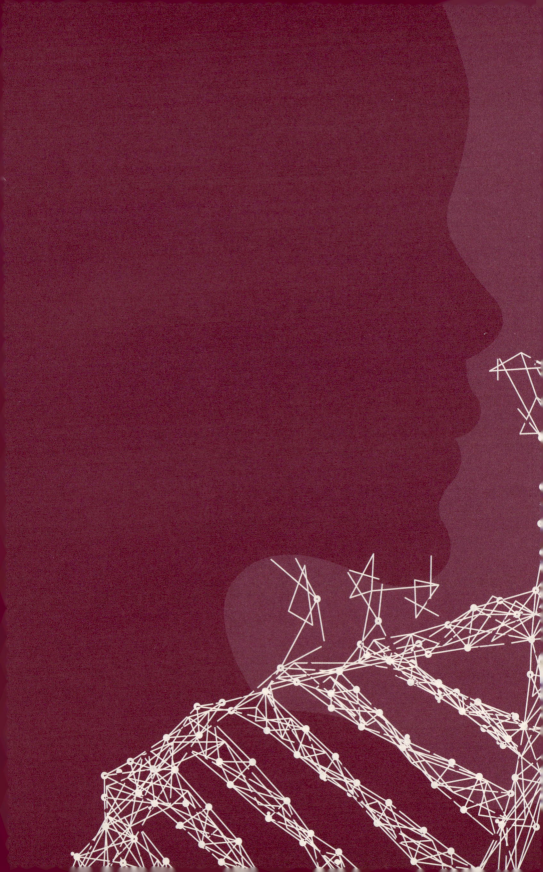

PRINCÍPIO 2

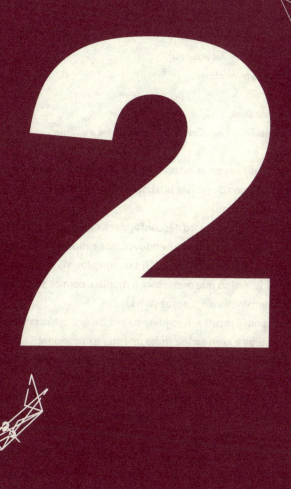

Rejuvenescimento e equilíbrio

Antes de dar continuidade, eu quero que você faça algo muito importante: vá até o espelho mais próximo, contemple sua imagem por alguns minutos e responda:

- *Quem você vê?*
- *Você se reconhece na pessoa diante de você?*
- *Você está feliz com a sua aparência?*
- *Ainda vê juventude em sua imagem?*
- *Sente-se bonita e atraente?*
- *Está tudo bem?*
- *Tem algo incomodando?*
- *Você está se sentido feia, envelhecida e insatisfeita com seu corpo?*

Apesar de fazer certas coisas diariamente diante de um espelho, como escovar os dentes, pentear os cabelos ou passar um batom, você quase nunca para um momento para se observar de verdade.

Isso, de fato, pode ser um pouco desconfortável, especialmente se você não estiver satisfeita com sua aparência – acaba sendo melhor evitar, não é? Constatar que está envelhecendo, que está acima do peso ou que, de alguma maneira, não é mais tão jovem e cheia de vida, é algo que mexe com a mente e com os sentimentos, causando insegurança e comprometendo a autoestima.

Meu propósito aqui é mostrar que juventude e beleza estão profundamente associadas com autoestima e com saúde física, mental e emocional. O segredo da beleza é justamente a união harmoniosa destes dois elementos: **saúde** e **autoestima**, afinal sua aparência externa é um reflexo do seu mundo interno.

O processo de rejuvenescimento precisa ocorrer de dentro para fora, trabalhando suas crenças, seus pensamentos e sentimentos sobre si mesma e sobre a suposta obrigatoriedade de envelhecer.

Aqui, vamos abordar todos os elementos fundamentais para que você conquiste primeiramente sua juventude e beleza interna, a partir do equilíbrio da sua mente, corpo e emoções para, então, espelhá-las exteriormente.

Saúde e equilíbrio emocional

O equilíbrio emocional é o primeiro fator determinante que deve ser buscado para a cocriação de rejuvenescimento e beleza. Ele é inseparável do autoconhecimento e da motivação para alcançar uma mudança significativa. O autoconhecimento permite que você identifique quem é agora e que aja para se tornar quem deseja ser.

Quando você se conhece e conhece suas emoções, adiciona consciência à sua existência. Sabendo o que não está bem, pode agir em busca do equilíbrio emocional que fará com que você se sinta internamente mais confortável, segura e confiante, o que é naturalmente refletido para o exterior como beleza e brilho.

Desde a infância, suas experiências são registradas na memória, dando origem às crenças. Quando são originadas por memórias de sofrimento e dor, as crenças são de natureza limitante, isto é, impedem seu crescimento e atrapalham a realização dos seus objetivos.

Quanto mais enraizadas forem as crenças limitantes, mais a pessoa se torna emocionalmente vulnerável, reagindo com sofrimento, medo, raiva, tristeza ou ansiedade, mesmo diante dos pequenos desafios do dia a dia.

Pois o que gatilha a reação não são as situações em si, mas o desequilíbrio emocional. Ainda que em um primeiro momento não pareça, isso tem tudo a ver com a expressão da beleza e da jovialidade, como explicarei mais adiante.

Como é possível acessar o equilíbrio emocional? Bem, o processo é diferente para cada pessoa, pois cada um carrega na vida uma "bagagem" diferente de experiências, interpretações, memórias e crenças. Contudo, existem algumas orientações básicas que se aplicam genericamente:

- **Autorresponsabilidade:** *este é um princípio básico: você é responsável por tudo de bom e de ruim que acontece na sua vida, e pelas mudanças que deseja realizar;*
- **Elevação da autoestima:** *sua autoestima é sua autoimagem, a maneira como você se vê está relacionada com seu sentimento de merecimento;*
- **Perdão:** *entre milhares de motivos pelos quais o perdão é importante, especificamente no caso do rejuvenescimento, quem perdoa se torna mais bonita por dentro e a beleza interna resplandece na aparência externa. Liberar a si mesmo e aos outros de mágoas, rancores e ressentimentos através do perdão é um verdadeiro elixir da juventude e faz de você uma pessoa mais bonita em vários níveis.*

Na polaridade contrária do equilíbrio emocional está o estresse, ou melhor dizendo, está na maneira como você lida com as situações de estresse, pois o tamanho e gravidade de um problema sempre dependem da sua interpretação. Quanto mais vulnerável, sensível e reativa ao estresse você for, maior será o desequilíbrio emocional, consumindo sua energia e sabotando a cocriação de emagrecimento, embelezamento ou rejuvenescimento.

A ansiedade e a pressa por resultados são fatores que potencializam o estresse. Por exemplo, a pessoa quer perder 10 quilos para ir a uma festa no mês seguinte – a pressa torna a missão praticamente impossível.

Tanto o emagrecimento quanto o rejuvenescimento são processos que se desenrolam gradualmente e que pressupõem que você não se desespere pelo resultado, mas que faça o que tem de ser feito enquanto curte o processo.

PRINCÍPIO 2: REJUVENESCIMENTO E EQUILÍBRIO

49

O principal ingrediente desse processo se chama "motivação" e o segredo para se manter motivada é o estabelecimento de metas possíveis, fracionando sua grande meta em menores e mais fáceis de alcançar. Por exemplo, emagrecer 2 quilos por mês como parcela de uma grande meta de emagrecer 20 quilos ou mais.

Um detalhe é que sua meta não pode ser vista como uma obrigação, uma penitência ou como o preço altíssimo a ser pago para alcançar o que deseja. Tudo fica mais fácil se você conseguir "gostar" da sua meta e das tarefas que ela implica, mesmo que se trate de restrições.

Na vida em geral, para levar um projeto adiante é preciso aprender a gostar das etapas e encontrar um caminho que seja prazeroso. Gostar do que está fazendo potencializa sua determinação e força de vontade. Por exemplo, aprender a gostar de praticar atividades físicas ou de se alimentar de maneira mais saudável deixa tudo mais fácil e suave.

Quando o processo é estimulante, leve e divertido, o resultado intencionado vem sem esforço, como uma consequência natural. É a mesma coisa que trabalhar feliz fazendo o que ama, não apenas por remuneração! Sua tarefa, portanto, é aprender a gostar de se cuidar!

Além da motivação, para ter sucesso no seu projeto de rejuvenescimento é importantíssimo que você se dedique ao autoconhecimento, pois ele é o meio pelo qual você conseguirá alinhar quem você é no momento com quem deseja se tornar.

Identificar quem você é e quem você tem sido também é fundamental para vibrar na aceitação, que é a frequência mínima necessária para a cocriação de qualquer desejo, de acordo com a Escala de Hawkins (volte na página 23).

O equilíbrio emocional também envolve maturidade, a qual não está necessariamente atrelada à idade biológica. Existem pessoas muito jovens que são emocionalmente maduras, como também existem pessoas que "já passaram da idade de amadurecer". A maturidade não se relaciona com a idade cronológica, mas com a resiliência que uma pessoa tem, isto é, com a capacidade adaptativa e funcional de administrar situações de estresse, resolver problemas, aprender e crescer.

Os problemas nunca vão deixar de existir, os desafios fazem parte da vida e isso não vai mudar; o que precisa mudar é a interpretação e a forma que vai lidar com eles. Saber lidar bem com os problemas envolve três etapas básicas: identificar o problema, assumir a responsabilidade e avaliar as opções de ações para solucioná-lo. Caso não haja solução, só resta a aceitação e a adaptação para conviver com a situação.

Resolver problemas produz um aprendizado cumulativo e um grande aumento na adaptabilidade, é a própria essência da resiliência e também a maneira pela qual crescemos, amadurecemos, evoluímos e nos tornamos mais sábias.

O seu equilíbrio emocional também está fortemente associado com a maneira como você se relaciona com as pessoas. A beleza que é refletida exteriormente decorre da sua harmonia interior e o perdão é um elemento essencial para essa harmonia, ou seja, sua capacidade de perdoar influencia a sua aparência, a sua beleza – o perdão genuíno embeleza a pessoa!

Quando você decide trocar o rancor, o ressentimento, o ódio e o desejo de vingança pela aceitação dos eventos e das pessoas, liberando tudo e todos – incluindo a si mesma –, através do perdão, você nutre sua autoestima. Quem tem a autoestima elevada perdoa, porque sabe que é responsável por sua própria vida e jamais permite se vitimizar, entregando a alguém o poder de ofendê-la.

Autoestima

"**E**stima" na palavra "autoestima" tem dois significados complementares: avaliar ou gostar, apreciar.[8] Assim, autoestima é a avaliação que você faz a seu respeito e também expressa o quanto você gosta de si mesma.

Avaliar a si mesma é algo muito positivo, desde que a intenção não seja a autocrítica severa, a autodepreciação ou a vitimização, mas sim a identificação de pontos a melhorar. Somente fazendo uma avaliação honesta e amorosa sobre quem você tem sido e o que tem feito é que é possível identificar um ponto de partida para promover as mudanças que deseja.

Acontece que a maioria das pessoas não se dispõe a dar esse mergulho em si mesmo e acabam, inconscientemente, preferindo as avaliações externas e procurando eternamente pela aprovação dos outros.

Na prática, isso significa que você pode conquistar o corpo dos seus sonhos e um rosto jovem livre de rugas, mas a sensação de felicidade e plenitude não se apresentará se você precisar que alguém valide, elogie e diga que você está linda.

É por isso que a autoestima é a base de tudo, pois quando ela está harmonizada, você não precisa que ninguém reconheça suas boas qualidades e muito menos aponte seus defeitos – você mesma cuida disso, assumindo total responsabilidade amorosa por si.

Claro, vez ou outra, ouvir e considerar a opinião dos outros, ainda mais de quem você sabe que te ama, é importante para o autoconhecimento. Entretanto, é totalmente diferente levar em consideração a opinião de alguém e depender da opinião desse alguém para determinar seu valor ou até mesmo definir quem você é.

A primeira ação necessária para elevar sua autoestima é começar a praticar a autoavaliação, assumindo a responsabilidade de – honestamente – examinar os elementos da sua personalidade, pensamentos, sentimentos e comportamentos, sem julgamentos e sem comparações – apenas observando e identificando quem você é.

[8] ESTIMA. In: DICIONÁRIO Houaiss. Rio de Janeiro: Instituto Antônio Houaiss, 2001. Disponível em: https://houaiss.uol.com.br/. Acesso em: 31 ago. 2023.

Nessa investigação, as perguntas fundamentais são:

- *Quanto você está sendo capaz de aproveitar seus potenciais e talentos?*
- *Do que mais gosta em si?*
- *Do que mais gosta na sua aparência física e na sua personalidade?*
- *Do que pode fazer para expandir e melhorar ainda mais?*
- *Do que não gosta em você?*
- *Do que não gosta na sua aparência física e na sua personalidade?*
- *O que pode fazer para atenuar isso ou mesmo transformar?*
- *Quais são seus problemas?*
- *O que está fazendo para resolvê-los?*
- *Você é capaz de aceitar as coisas sobre as quais não tem controle e não pode modificar, ou está lutando e sofrendo?*
- *Quais são as suas limitações neste momento?*

E aí? Em suas anotações há mais qualidades positivas ou negativas? Sua resposta representa a equação de sua autoestima e a média dos elementos representa uma noção básica de como você se estima, isto é, se avalia.

Se você fez o exercício honestamente, agora tem consciência de quem é (ou está sendo) – a consciência de suas virtudes é sua autovalidação e seu Norte sobre o que pode expandir; a consciência dos aspectos que precisam melhorar é a sua motivação para a mudança ou para trabalhar a aceitação, caso seja algo que não pode ser modificado. Estimar quem você é convida para mergulhar fundo na autoaceitação.

Logicamente, a beleza e a juventude estão profundamente ligadas à estima que você faz de si mesma, ou melhor dizendo, à sua autoestima. Não adianta ser linda e ouvir outras pessoas dizendo isso se você não acredita e não se vê desta forma. Por outro lado, se você se estimar como linda, atraente e interessante, inevitavelmente, irradiará o brilho magnético da beleza de dentro para fora.

Neste sentido, sua beleza e jovialidade, antes de mais nada, estão nos seus pensamentos sobre si mesma e nas suas atitudes. A beleza se relaciona intimamente com a simpatia e com a alegria, atributos sempre presentes em quem está harmonizada consigo mesma. Uma atitude confiante combinada com um sorriso no rosto produz uma onda de magnetismo que sempre deixa as pessoas mais bonitas.

Com mais esse entendimento, já é possível conhecer outro procedimento estético que criei carinhosamente para você. Veja só!

"

A beleza que é refletida exteriormente decorre da sua harmonia interior.

#2 Procedimento estético – HoloMorpheus Body

Já expliquei anteriormente os benefícios do HoloMorpheus. Caso tenha vindo direto para cá, volte algumas páginas e veja o que esperar deste tratamento. Lembre-se de iniciar o procedimento com a visualização indicada no Protocolo de uso e faça o passo a passo inicial antes de começar o tratamento. A seguir, mostro o passo a passo do HoloMorpheus Body, que visa tratar áreas do corpo como braços, coxas e abdômen.

Passo a passo HoloMorpheus Body

Passo 1: no dia do procedimento, visualize sua pele sendo limpa e preparada para garantir a higiene adequada e a absorção eficiente dos produtos;

Passo 2: para minimizar o desconforto, sinta uma anestesia tópica sendo aplicada na área a ser tratada;

Passo 3: escute a profissional dizendo que isso ajudará a garantir que você se sinta o mais confortável possível durante o procedimento;

Passo 4: visualize a profissional posicionando cuidadosamente a ponteira do HoloMorpheus Body na área a ser tratada;

Passo 5: escute a profissional orientando que a ponteira utiliza ondas de radiofrequência para aquecer as células adiposas abaixo da pele;

Passo 6: sinta a ponteira do HoloMorpheus Body emitindo ondas de radiofrequência que aquecerão as células adiposas localizadas até 8 mm abaixo da pele, enquanto a profissional informa que esse aquecimento controlado visa a redução da gordura localizada na região tratada;

Passo 7: após alguns minutos de aplicação, sinta a profissional movendo a ponteira do HoloMorpheus Body cuidadosamente pela área tratada, fazendo ajustes conforme necessário para atingir melhores resultados. Isso garantirá que todas as áreas desejadas sejam tratadas de maneira uniforme;

Passo 8: após o tratamento, visualize a profissional aplicando um gel calmante e hidratante na sua pele para ajudar a acalmar e proteger a área tratada. Escute a explicação de que isso também ajuda a reduzir qualquer vermelhidão ou inchaço que possa ocorrer;

Passo 9: escute a profissional fornecendo orientações pós-tratamento, incluindo cuidados com a pele e restrições a exposição ao sol. Ouça que é essencial seguir essas orientações para otimizar os resultados e garantir uma recuperação adequada.

Este tratamento pode ser feito em uma única aplicação. Se você sentir necessidade, repita-o após 45 dias.

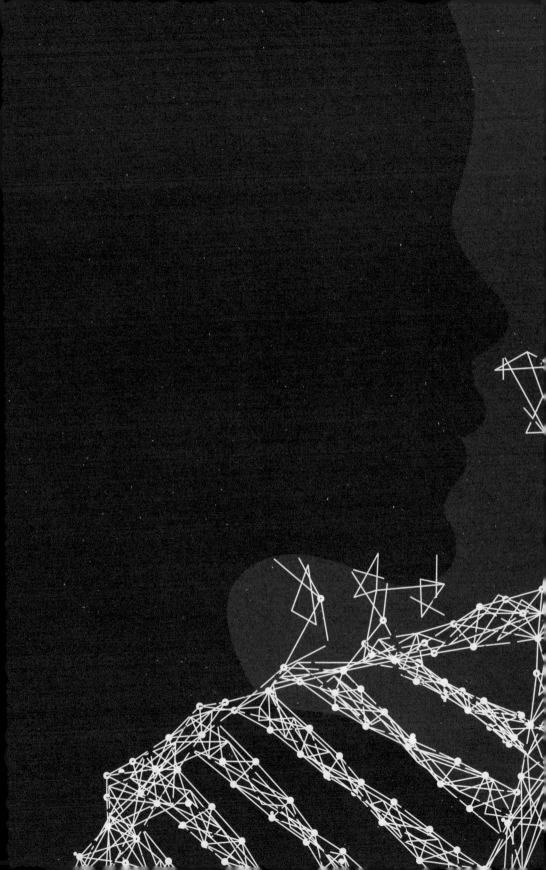

PRINCÍPIO 3

DNA da juventude

GENE DA JUVENTUDE

O terceiro Princípio do Rejuvenescimento Consciente e da Cocriação da Realidade é o DNA da Juventude.

Hoje eu compreendo que a única forma de mudarmos o mundo é expandindo a nossa consciência. E consciência não se aprende, se desenvolve. A maior prova disso é o livre arbítrio. Poderíamos estar reclamando, julgando, criticando e encontrando os culpados pelos nossos fracassos, mas escolhemos a evolução. Escolhemos buscar o nosso despertar, nosso aprendizado e sair da Matrix. Se as pessoas soubessem disso, você concorda que resolveríamos os problemas do mundo?

Pessoas despertas têm orgulho de ajudar os outros e têm vergonha de fracassar, porque são conscientes da sua parcela de culpa naquela derrota. Já as pessoas que ficam reclamando das expressões e marcas do rosto, de sua velhice, do quanto o tempo passa rápido etc. não têm essa consciência. É isto que separa você dessas pessoas: a consciência. Quanto mais elevamos nossa consciência, mais assumimos a responsabilidade por nosso sucesso, e por nosso fracasso. A consciência é a base de tudo!

Em A matriz divina,[9] Gregg Braden cita um trecho do Evangelho de São Tomé – um dos Manuscritos do Mar Morto que compõe a Biblioteca da Nag Hammadi – dizendo que devemos reconhecer o que é visível para que o que está oculto fique claro. Braden amplia o entendimento sobre o nosso poder de influenciar o DNA e consequentemente a realidade externa da vida.

GPS cósmico da mente

Parte do princípio da programação de um novo DNA é entender sobre o funcionamento da mente. O caminho neural, feito por conexões neuronais, é o GPS cósmico da mente. Porque se houver referências internas na mente para trazer um sentimento correspondente a ele, a imagem terá recursos suficientes para buscar as suas referências no Universo.

Traduzindo esses termos mais técnicos para uma linguagem leiga, o que quero dizer é que, a partir do momento que pensamos sobre o rejuvenescimento, fortalecemos uma imagem mental que corresponde ao sentimento de jovialidade. Dessa forma, o Universo entende a informação e a executa trazendo mais motivos para nos sentirmos jovem.

Como Gregg Braden falou: você é 100% responsável por aquilo que faz!

O Universo físico é uma realização do seu campo eletromagnético, não existe "lá fora", não existe você envelhecendo, tudo tem a ver com os pensamentos, sentimentos e ações que você está produzindo o tempo todo.

---

[9] BRADEN, G. **A Matriz Divina**: uma jornada através do tempo, do espaço, dos milagres e da fé. São Paulo: Cultrix, 2008.

Tudo começa e termina dentro de nós, e isso quer dizer que somos o que estamos vibrando. Nosso campo eletromagnético, nossa mente e coração precisam estar em harmonia, em equilíbrio.

Se você fosse realmente jovem, não tivesse nenhuma preocupação com a pele, se sentiria mal ao olhar no espelho? Estaria preocupada com o tempo passando? Claro que não! Quando entendi esse detalhe, tudo mudou! Não havia nada escrito em lugar algum, eu precisei decodificar todos esses ensinamentos que hoje estou entregando em detalhes para você. Não tive acesso a essas informações na época, não tinha uma Elainne para me ensinar.

Eram informações fragmentadas e espalhadas por vinte, trinta autores, e cada um tinha uma parte do segredo. Ninguém as decodificou completamente, nem mesmo na Bíblia, que possui tantas revelações. As pessoas começaram a perceber que Jesus já ensinava Física Quântica na época, mas ninguém tinha capacidade para compreender!

Baseado em todo o conhecimento que fui adquirindo, comecei a pensar em como me sentiria se fosse linda, com um sorriso largo, jovem, bela, e então passei a agir dessa forma, e foi aqui que o meu *mindset* foi modificado.

Colapso da função de onda

Seu sonho é o rejuvenescimento? Então me responda:

- *Como você se sente durante o dia?*
- *Quando acorda?*
- *Quando vai dormir?*
- *Quando fecha os olhos, o que enxerga?*
- *O que faria se tudo isso acontecesse?*
- *Como agradeceria?* Gratidão pela minha nova pele, *talvez!?*

Pois aqui está o grande segredo da cocriação da realidade: a resposta é viver como se fosse real, como se sua pele já estivesse jovem agora!

No filme Aladdin, quando o personagem está vestido de príncipe, o Gênio explica: "Quem não tem nada tem que agir como se tivesse!".[10] Esse é o segredo, para o Universo, temos que agir como se tivéssemos tudo, então viva o rejuvenescimento de toda sua pele como se já fosse realidade.

Pensa comigo, você está mais jovem e está emitindo uma frequência de gratidão, amor, alegria, alívio, harmonia, confiança, um sentimento de equilíbrio. Contudo, o que

---

[10] ALLADIN. Direção: Ron Clements, John Musker. EUA: Walt Disney Feature Animation, 1992. Disponível em: https://www.disneyplus.com. Acesso em: 31 ago. 2023.

geralmente fazemos quando não temos? Acessamos o envelhecimento com sentimentos de ansiedade, tensão, pensamentos como "*Pelo amor de Deus eu não quero envelhecer!*". Ou seja, você já informou ao Universo o que não tem! Logo, quando traz para o seu pensamento: como seria se já tivesse, como se comportaria, como agiria... a informação é conflitante.

Então, o que isso quer dizer?

Tudo isso é explicado através do campo eletromagnético. O nosso pensamento é somente elétrico, ele sozinho não altera nada, não cria nada, pois não tem campo atrator, magnético, efeito de ímã, conforme vimos no início deste livro. O pensamento só envia, a informação somente vai, mas não retorna em forma de experiência na sua vida.

Por isso, pensar em ser mais bonita, com a pele mais firme, com menos marcas de expressão é somente uma ideia, uma pequena parte do processo de materialização. O que torna tudo realidade é o coração, é a força magnética, é ele quem atrai de acordo com a vibração da sua frequência.

Se você ainda não estiver entendendo todo o conceito, fique tranquila. É normal, a ideia é esta: unir os fragmentos das informações que estou trazendo pouco a pouco. Depois as informações vão se unificando, como as peças de um quebra-cabeça, e eu levo você para um nível de conhecimento muito mais avançado sobre o assunto.

Física Quântica

Vamos recapitular! Durante muitos e muitos anos, pensávamos pensávamos que o núcleo do átomo era composto de matéria. Afinal, foi o que Isaac Newton trouxe para o mundo quando pesquisou sobre o tema com os equipamentos que tinha para época. No núcleo do átomo, ele encontrou matéria, então, na teoria ele estava certo, pois tudo no Universo é composto por átomos, mas isso não é verdade, como já falamos.

Quantas vezes "pagamos a língua", vivendo o que desejamos para o outro, ou passando por aquela mesma situação para a qual anos atrás apontávamos o dedo, julgando estar errado. Em algum nível você viveu isso!

Quando Max Planck, anos depois, com novos experimentos e equipamentos muito mais potentes e modernos, volta ao núcleo do átomo, ele descobre que aquela matéria que Isaac Newton havia informado para o mundo era energia em estado condensado.

Para você entender, vou fazer uma analogia bem simples com o cubo de gelo. Sabemos que a água em temperatura ambiente é líquida, e quando baixamos a sua temperatura, ela congela. Logo, o que a Física Quântica descobriu foi que, da mesma forma, a energia estava em um estado sólido, mas ainda assim era energia e não matéria como a teoria newtoniana afirmava.

A partir desse momento, a Física Quântica – que é o mundo da energia – foi descoberta. Então, se o átomo é feito de energia e nós somos feitos de átomos, logo, do que somos feitos? Bingo! De energia!

O que faz com que tudo pareça material são os cinco sentidos. Tudo é materializado e desmaterializado através deles, a partir daquilo que estou vendo, ouvindo, tocando, sentindo, degustando. Ou seja, é uma mudança de perspectiva do que é realidade.

Para muitos, a realidade é apenas aquilo que podemos ver. Mas o mundo imaterial também é real. Sem contar, que o mundo material é composto de bilhões de partes imateriais que não podem ser vistas. Só está materializado, ou seja, sendo visto, tocado, sentido, degustado, porque está vibrando muito lentamente.

O mais importante aqui é você entender que nossas células são feitas de átomos, assim como o DNA. Logo, tudo que existe é energia! E essa energia pode ser modificada, transformada, transmutada. Essa é a base das pesquisas sobre o assunto. Tudo o que existe no mundo material é um conjunto de células, de átomos; mas se o átomo não é material, em nível microscópio, nada é material, tudo é vibração, tudo é energia condensada.

Do que é feito o envelhecimento? De energia!

Do que é feito a jovialidade? De energia!

O que muda? A informação!

A vibração cria o mundo material, tudo ao nosso redor foi e continua sendo criado através da mente coletiva. Carl Jung já falava sobre inconsciente coletivo,[11] a mente coletiva em que eu crio a minha realidade, mas você também faz isso. Assim, nós criamos a nossa realidade, mas estamos sob influência da soma de todas as vibrações que estão ao nosso redor. A vibração dos sonhos dos nossos filhos, esposo(a), chefe, funcionários, pais... isso é o que chamamos de inconsciente coletivo.

Os nossos corpos são feitos de vibrações de energia que emanamos constantemente, que é a energia do que eu estou vendo, das notícias ruins que recebo, de tudo que estou ouvindo, lendo, reclamando, meus pensamentos preocupados etc. A frequência é a soma dessa energia.

Existe um processo, um mecanismo para alterar, manifestar e fabricar o rejuvenescimento, e quando perceber esses princípios, você compreenderá que pode tudo!

Mas tudo mesmo!

Precisamos mudar e, quando isso acontece, tudo ao nosso redor muda. E existe um caminho para lapidar e despertar essa consciência. Caminho que trilhei para conseguir alcançar o meu rosto perfeito! E é o que estou mostrando, passo a passo, no decorrer deste livro.

---

[11] ENTENDA o conceito de inconsciente coletivo na psicologia junguiana. **Folha de S.Paulo**, 4 jan. 2010. Disponível em: https://www1.folha.uol.com.br/folha/livrariadafolha/ult10082u674615.shtml. Acesso em: 31 ago. 2023.

Como reprogramar o DNA

Os estudos mostraram que o nosso DNA é influenciado verbalmente, ou seja, o som e a frequência emanados através das palavras. Revelando, assim, o poder das orações, mantras e rezas de todo o mundo.

Há décadas sabemos que as afirmações positivas repetidas muitas vezes ao dia causavam um efeito no corpo, curando doenças muitas vezes incuráveis aos olhos da medicina tradicional. O mundo conhecia somente uma parte do processo sobre o poder do pensamento e das repetições.

A parte dos estudos que aprofundei na Neurociência fala sobre o funcionamento do corpo e como ele é programado pela própria linguagem. A vontade, ou persistência, possui uma frequência poderosa de mudança de polaridade. Mas a frequência precisa vibrar em sintonia com o pensamento, o sentimento e a ação correspondente.

Por exemplo, meu pensamento era positivo, mas meu sentimento era negativo. Eu pensava: "Eu sou linda", porém, os meus sentimentos emanavam outra vibração: "Eu sou horrorosa!".

Como já vimos anteriormente, isso significa que, se o sentimento denso (como me sinto e me comporto) corresponde a vibrações baixas durante a maior parte do dia, essa é a informação que será emanada. Qual é o tom da sua voz, seu semblante, sua roupa, seu rosto, sua fala durante o dia? De fracassada, de velhice? A derrota tem cara, andar de cabeça baixa, semblante entristecido, olhar sem brilho.

O nosso DNA é uma estrutura molecular feita de átomos que, por sua vez, são energia, e essa energia é influenciada através da nossa vibração, logo, o nosso DNA pode ser modificado! E a Neurociência explica essa alteração através da mente. Para melhor entendimento, vou explicar a diferença entre mente e cérebro. O cérebro é a lâmpada, o aparelho, a parte física. A mente é a luz, o resultado das conexões e atividades informacionais do cérebro.

Portanto, a nossa mente não é autoprogramável. Ela depende das sinapses cerebrais para criar uma forma de pensamento. Uma sinapse é a ligação de um neurônio no outro, formando assim um grande emaranhamento de conexões.

Nós temos o livre arbítrio, ou seja, escolhemos o que queremos ou não pensar. Quais conexões neurais fazer através da busca do conhecimento. Tudo o que vivemos é programado por nós. A mente opera através dos nossos comandos, ela não é autoprogramável. A única função do inconsciente é nos obedecer, ele não tem poder de fazer nada a não ser dizer: "Sim!".

Portanto, quando o nosso corpo está na frequência correta, em alinhamento com o que queremos, se forma um campo magnético, como imãs, unindo a vibração do pensamento de rejuvenescimento, imagem de jovialidade, sentimento de beleza e ação congruente com tudo isso.

Viva como se fosse realidade repetidas vezes, e seu DNA será reprogramado! Visto tudo isso, agora é hora de praticar!

> A consciência é a base de tudo!

#3 Procedimento estético – HoloUltraformer

O HoloUltraformer é um equipamento de alta tecnologia utilizado para realizar procedimentos de harmonização facial. Com seu ultrassom microfocado, ele oferece a possibilidade de realizar um *lifting* facial sem a necessidade de cortes ou cirurgias invasivas.

Essa tecnologia avançada permite tratar várias preocupações estéticas, como preenchimento de sulcos, aumento de volume em áreas específicas, redução de rugas e combate à flacidez facial. O ultrassom microfocado age estimulando a produção de colágeno e elastina nas camadas mais profundas da pele, resultando em um rosto mais firme, tonificado e rejuvenescido.

Uma das vantagens do HoloUltraformer é que ele pode ser aplicado em diferentes regiões do rosto, como testa, sobrancelhas, bochechas, queixo e pescoço, permitindo um tratamento personalizado de acordo com as suas necessidades. O procedimento é realizado em consultório médico e geralmente é bem tolerado, não exigindo tempo de recuperação prolongado. Os resultados podem ser notados gradualmente à medida que o colágeno é estimulado e continua a se desenvolver após o tratamento.

Passo a passo HoloUltraformer

Passo 1: no dia do procedimento, visualize sua pele sendo limpa e a aplicação de um gel para ajudar na condução das ondas de ultrassom. Ouça a profissional explicando que isso permite uma melhor penetração e eficácia do tratamento;

Passo 2: perceba a profissional delimitando a área específica do rosto que será tratada com o HoloUltraformer. Isso pode incluir regiões como testa, sobrancelhas, bochechas, queixo e pescoço, dependendo das suas necessidades;

Passo 3: sinta o aparelho do HoloUltraformer cuidadosamente posicionado na área a ser tratada. Ouça a profissional explicar que o ultrassom é emitido em pontos específicos, atingindo as camadas mais profundas da pele, o que estimula a produção de colágeno e elastina. Esse estímulo ajuda a melhorar a firmeza e a qualidade da pele;

Passo 4: ouça a profissional dizendo que, durante a aplicação do ultrassom, é possível sentir calor, formigamento ou pequenos "beliscões" na pele, mas que essas sensações são temporárias e toleráveis. Porém, se necessário, pode ser aplicado um anestésico tópico para aumentar o seu conforto durante o procedimento;

Passo 5: visualize a profissional explicando que o tempo necessário para o procedimento com o HoloUltraformer varia de acordo com a área a ser tratada. Em média, o procedimento leva de 30 minutos a 1 hora;

Passo 6: ouça a profissional dizer que, após o procedimento, você pode retornar às suas atividades diárias normalmente, pois não há necessidade de tempo de recuperação prolongado. No entanto, é importante seguir as instruções em relação aos cuidados pós-tratamento, como evitar exposição solar excessiva e utilizar protetor solar.

Esse tratamento pode ser feito em uma única aplicação. Se você sentir necessidade, repita após 45 dias.

Agora chegou a hora de avançar para o quarto dos 10 Princípios do Rejuvenescimento Consciente e da Cocriação da Realidade, chamado Biologia da crença.

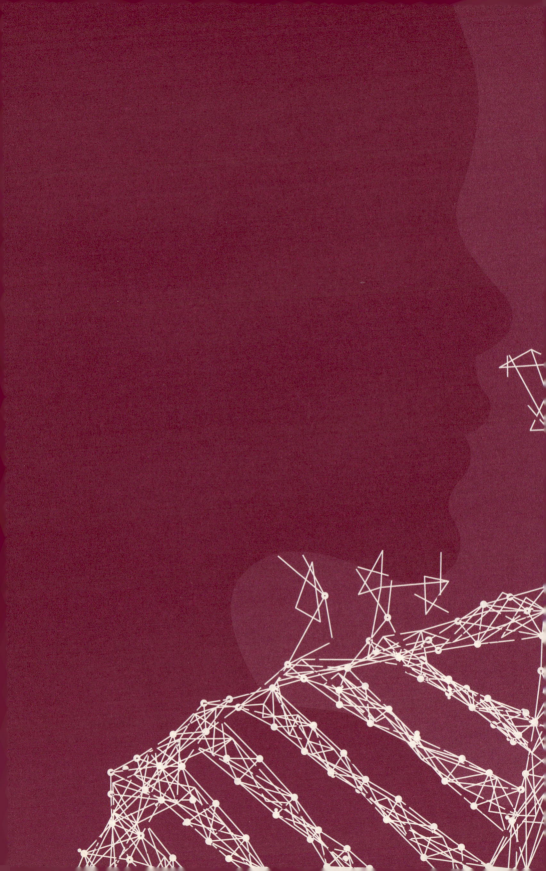

PRINCÍPIO 4

Biologia da crença

Por que existem milhões de pessoas que gastam muito tempo, dinheiro e energia para alcançar o rejuvenescimento e mesmo assim nunca o alcançam?

Vou explicar! Pense no rejuvenescimento e imagine uma balança analógica de dois pratos. Em um dos pratos coloque os "prós" (argumentos favoráveis que representam os benefícios do objetivo realizado) e no outro coloque os "contras" (argumentos desfavoráveis que representam o preço que você tem que pagar pela realização do objetivo).

Um exemplo simples: por que você está lendo esta obra? Se colocar na balança, a resposta será porque os benefícios (aprendizado, no caso) pesam mais que o preço a pagar (seu tempo, sua atenção).

Na verdade, nossa mente atua como uma balança o tempo todo e de modo automático, sempre "pesando" e avaliando o custo-benefício para todos os nossos comportamentos, orientando nossas decisões e escolhas, desde a roupa que vestimos pela manhã, o que almoçamos no trabalho e os relacionamentos que cultivamos.

Certo, mas se temos essa balança mental atuando constantemente para orientar nossas decisões e escolhas, por que nem sempre sabemos qual é a escolha certa ou tomamos decisões erradas que impedem nossas vidas de fluir?

Acontece que nossa balança interna é muito mais orientada pelos nossos conteúdos inconscientes do que pelas nossas intenções conscientes. Dê uma olhada nesta figura clássica que ilustra a relação do consciente com o inconsciente usando a metáfora do iceberg:

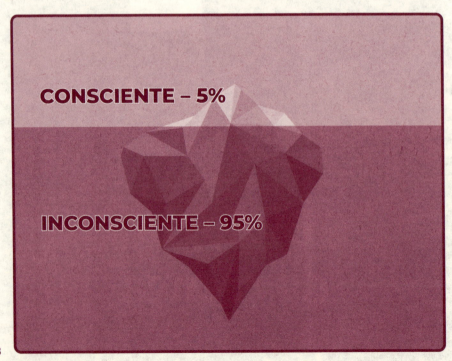

Nossa mente é semelhante a um iceberg: aproximadamente 95% de seu conteúdo está submerso nas águas profundas do inconsciente, enquanto 5% está na superfície do consciente.

Isso quer dizer que as escolhas que fazemos através da avaliação da nossa balança mental são 95% baseadas em conteúdo dos quais não temos consciência e apenas 5% nas nossas escolhas conscientes ou intencionais.

O inconsciente é formado por uma coletânea de pensamentos, sentimentos, ações, memórias, hábitos e padrões automáticos e não intencionais que acumulamos ao longo da vida. Com base em todos esses arquivos, ele comanda nossa vida em detrimento de praticamente quaisquer escolhas, intenções e pensamentos feitos com nossos modestos 5% de mente consciente.

Nós não temos acesso direto a esses conteúdos do inconsciente, e também não os vemos. Por isso, é possível passar uma vida inteira agindo de maneira condicionada a padrões automáticos que impedem qualquer pretensão de sucesso, afinal, não podemos modificar as coisas que não enxergamos.

Você pode estar se perguntando: "E aí, por que existem milhões de pessoas que gastam muito tempo, dinheiro e energia para rejuvenescer e mesmo assim nunca conseguem?" Juntando as metáforas da balança e do iceberg, chegamos à seguinte resposta: a dificuldade para alcançar a jovialidade, mesmo com muita dedicação, está no fato de que nossos "prós", ou benefícios, são determinados pela mente consciente, mas os "contras", ou custos, são determinados pela mente inconsciente.

Na balança, o prato dos benefícios do bem-estar sempre vai pesar mais, pois conscientemente todo mundo deseja o rejuvenescimento. Mas, como o fiel da balança se orienta pelo inconsciente para avaliar o preço a pagar pelo rejuvenescimento, automaticamente as crenças se expressarão na forma de objeções:

- *Para conseguir ser jovem vai demorar muito!*
- *Rejuvenescer implica responsabilidades extras;*
- *Dedicar-me ao meu bem-estar implica passar menos tempo com a família;*
- *E se minha família/ religião/ amigos não aprovarem minhas escolhas?*
- *E se eu perder meus amigos?*
- *E se eu conseguir chegar lá, mas perder tudo?*
- *E se... E se... E se...?*

Todos esses argumentos contrários vêm da mente inconsciente, com base nas crenças, preconceitos, medos e memórias que a pessoa tem. Enquanto a mente consciente quer ser feliz, rica e bem-sucedida, a mente inconsciente aponta todos os problemas que podem acontecer caso a pessoa realmente decida sair da zona de conforto.

Por que isso acontece? Por que enquanto nossa mente consciente pisa no acelerador, a mente inconsciente pisa no freio e nos paralisa.

Quando uma pessoa se esforça muito para alcançar um objetivo, ultrapassando todas as próprias objeções e, enfim, começa a conseguir o que deseja, ganhar algum dinheiro ou ter novas experiências na vida, automaticamente também passa a sentir medo de não dar conta de gerenciar e manter a nova realidade.

Isso acontece porque os argumentos inconscientes contrários ao sucesso, como os que listamos acima, ainda continuam lá, guardados e escondidos. E na presença de uma situação nova que ameaça a normalidade habitual, o medo aparece na forma de novos argumentos:

- *Você não vai conseguir manter esse ritmo.*
- *Você vai acabar perdendo tudo!*
- *É melhor parar e evitar constrangimentos ou decepções.*

Esses argumentos internos podem ser tão convincentes que a pessoa, em vez de analisar racionalmente, acaba encontrando alguma maneira ou desculpa para se sabotar e parar de fazer aquilo que estava começando a funcionar. Simplesmente porque está sentindo medo.

Curiosamente, para uma pessoa comum, qualquer situação é melhor do que sentir medo. Por exemplo, é melhor se manter na zona de conforto do envelhecimento do que sentir mais jovem e ter medo de não saber administrar a atenção das pessoas.

Mesmo quando uma pessoa sabe que pode ficar mais jovem, sabe que tem uma chance de melhorar a aparência e sabe o que fazer para ser mais poderosa; se tiver objeções inconscientes, crenças limitantes ou paradigmas negativos, dificilmente alcançará o bem-estar. E, se alcançar, não se sentirá confortável com ele, se autossabotando.

Em outras palavras, o que impede uma pessoa de rejuvenescer é a situação em que o prato da balança que sustenta os "contras" inconscientes pesa mais do que o prato que contém os "prós" conscientes.

Noah St. John, autor do livro O código secreto do sucesso,[12] teve um grande momento, "bingo", ao perceber que a maioria dos autores de livros e coachs que prometem ensinar a ter sucesso em qualquer área partem do pressuposto de que tudo que as pessoas precisam é saber o "como" do sucesso. Presumem que todas as pessoas são como eles e possuem um inconsciente naturalmente programado para o sucesso.

Entretanto, para uma pessoa que tem em seu inconsciente crenças limitantes que se expressam através de inúmeros argumentos que sabotam seu desejo de rejuvenescer, apenas saber como ter sucesso não vai gerar resultados.

Ainda que siga diligentemente todo tipo de passo a passo para alcançar a rosto e o corpo mais jovem, o que inclui estabelecer metas, visualizar, fazer afirmações e

---

[12] ST JOHN, N. **O código secreto do sucesso**: viva com mais riqueza e felicidade. São Paulo: HarperCollins, 2012.

agir, os resultados almejados não vão se manifestar e a pessoa ficará frustrada, sem entender o porquê de tal método tão renomado não funcionar para ela.

Será que você está se identificando?

Se sim, precisa saber que não são as fórmulas e métodos de "como" ter o rejuvenescimento que vão possibilitar desenvolver todo seu potencial e alcançar seus resultados. A questão é mais profunda: você precisa entender o que deve ser feito para transcender seus medos e limitações inconscientes, para então se permitir ter sucesso.

Crenças limitantes e sabotadoras

Se você não está conseguindo rejuvenescer é porque existem crenças que estão limitando sua capacidade de conquistar esse sonho. Para facilitar seu processo de cocriação e baixar o nível de resistência para a realização, é preciso ressignificar essas crenças negativas por outras positivas.

Essas crenças limitantes dão origem aos sabotadores. Por exemplo, vamos supor que alguém oferece um procedimento estético que contribuiria com o seu processo de rejuvenescimento. Você sendo uma pessoa presa na Matrix, que não limpou suas crenças limitantes, surge automaticamente um grande pensamento sabotador que é: "eu não vou perder meu tempo com essas coisas, porque sempre ouvi dizer que não funciona". Ou seja, resistência!

E o resultado disso é a rejeição desse convite, perdendo uma grande oportunidade de melhorar o aspecto da sua aparência, sendo que essa nem é a sua crença verdadeira, e sim uma crença que inconscientemente comprou como verdade.

Mas como você já está no processo de expansão de consciência, será muito mais rápido e fácil ressignificar essas crenças para viver e experienciar o seu desejo sem nenhuma resistência.

Criança ferida

Muitas pessoas já tiveram o sonho de voltar à infância e recomeçar, mas com a consciência que possui na atualidade. Na realidade, isso não faria sentido, pois foi graças ao seu passado que você se tornou a pessoa que é hoje.

Cada dor ou alegria que você vivenciou deu origem a quem se tornou. É necessário ficar desconfortável para ter mais garra para sair desse local que gera tanto sofrimento. Talvez você tenha muitos traumas de infância que se transformaram em grandes impactos emocionais negativos. Essas memórias da criança ferida podem ser ressignificadas voltando mentalmente ao evento que provocou o trauma, modificando a cena de acordo com o que você gostaria que tivesse acontecido.

Conforme vamos crescendo e nos tornando adultos, esquecemos da nossa criança interior, mas ela sempre vai estar lá, mesmo adormecida. Ela quer ser feliz, livre, mas o adulto que você se tornou impede que conquiste o seu sonho de rejuvenescer.

Faça uma reflexão para agradar a sua criança interior, pense nas coisas que você mais gostava de fazer quando mais nova, os doces que mais amava, as brincadeiras, as gargalhadas... essas lembranças ficam armazenadas no seu inconsciente, acesse essas memórias e produza algo para deixar a sua criança interior feliz e alegre.

Se você teve uma infância com muito sofrimento, talvez esse seja um dos motivos do seu envelhecimento precoce, já que estudos comprovam que pessoas alegres, felizes e de bem com a vida retardam o envelhecimento. Então, mais uma vez afirmo: Vibre na ALEGRIA!

Os famosos vilões da sua vida

Os seus vilões são atores e devem ser perdoados o mais rápido possível, porque estão apenas encenando o roteiro de um papel que você escreveu através dos seus sentimentos. Eles estão validando, por ondas magnéticas (semelhante atrai semelhante), tudo aquilo que você sentiu e pensou.

Na realidade, as vítimas são os seus atores, e você é o cocriador da sua realidade, você tem 100% de responsabilidade sobre a sua vida. E sempre haverá alguém para validar os seus sentimentos, sejam eles positivos ou negativos.

Talvez alguém tenha dito que você está com uma aparência ruim, parece malcuidada, e você se sentiu magoada com esse comentário. Mas ninguém tem o poder de te magoar, é você que se magoa com a pessoa, e se isso acontece é por que, de algum modo, você concorda com ela. Do contrário, o que o outro diz a seu respeito jamais a afetará.

Quando você decide perdoar, passa a vibrar em 350 Hz, e quem vibra nessa frequência já possui um nível de entendimento muito elevado. Ao passar pelo perdão e aceitação, você sai do papel de vítima e vira o responsável pela sua vida. O ato de perdoar é reconhecer o mesmo Deus que habita em ambas as pessoas. O Criador é amor.

Sem exercitar esse poder, é impossível cocriar. E essa é uma condição indispensável no processo de reprogramação mental, mas muitas pessoas não conseguem passar por essa prova tão grandiosa.

Lembre-se: a sua vida é a projeção de tudo o que você pensa e sente e de como você age.

> Sua vida é a projeção de tudo o que você pensa e sente e de como você age.

#4 Procedimento estético – Hololaser Q-Switched

○ HoloLaser Q-Switched é uma opção de tratamento cada vez mais popular devido à sua eficácia e segurança. Ele é especialmente utilizado para reduzir manchas na pele e remover tatuagens. É um tipo de Hololaser que emite feixes de luz pulsados e intervalados. Essa característica permite uma melhor focalização da energia e torna o efeito da luz mais eficiente. Além disso, os pulsos do Hololaser penetram nos tecidos da pele, reduzindo os riscos associados a outros procedimentos.

Os benefícios do HoloLaser Q-Switched são diversos. Seus pulsos são capazes de quebrar a pigmentação em diferentes tipos de pele, sendo altamente eficaz. Ele é um aparelho multifacetado e pode interagir com diferentes pigmentações da pele. Além disso, pode ser combinado com outros tratamentos para potencializar e acelerar os resultados. Uma vantagem adicional desse tratamento é ser minimamente invasivo, podendo ser realizado no consultório médico, sem a necessidade de salas cirúrgicas ou hospitalização.

O HoloLaser Q-Switched oferece uma ampla gama de aplicações devido ao curto e rápido disparo dos pulsos. Isso o permite atingir apenas os pigmentos, sem agredir intensamente a pele ao redor da área em tratamento, o que reduz o risco de processos inflamatórios e resultados indesejados. Por isso, é indicado em uma ampla variedade de tratamentos estéticos.

Passo a passo HoloLaser Q-Switched

Passo 1: no dia do procedimento, visualize sua pele sendo limpa e preparada para o tratamento;

Passo 2: perceba a profissional removendo sua maquiagem e aplicando um anestésico tópico para minimizar qualquer desconforto durante o procedimento;

Passo 3: visualize a profissional utilizando óculos de proteção, que você também está usando, como medida de segurança, para proteger os olhos da exposição à luz do Hololaser;

Passo 4: visualize a profissional utilizando o aparelho de HoloLaser Q-Switched com a ponteira adequada para o tratamento específico;

Passo 5: ouça a profissional explicar que o Hololaser emite feixes de luz pulsados e intervalados, que são direcionados para a área de tratamento;

Passo 6: perceba a profissional ajustando os parâmetros do Hololaser, como a intensidade e a duração dos pulsos, de acordo com as necessidades da sua pele;

Passo 7: sinta uma sensação de calor e formigamento na área tratada;

Passo 8: perceba que após o tratamento, a sua pele fica levemente avermelhada e sensível;

Passo 9: sinta a profissional aplicando um creme calmante e refrescante para aliviar qualquer desconforto e acelerar a sua recuperação;

Passo 10: ouça a profissional fornecendo instruções detalhadas sobre os cuidados pós-tratamento, como a aplicação de cremes e o uso de protetor solar.

Esse tratamento pode ser feito em uma única aplicação. Se você sentir necessidade, repita após 45 dias.

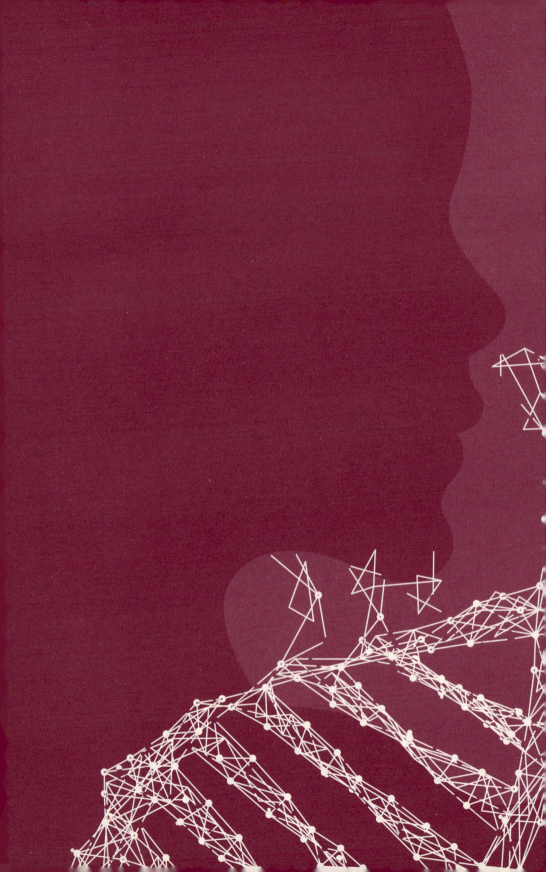

PRINCÍPIO 5

Alimentos da juventude

O quinto Princípio do Rejuvenescimento Consciente e da Cocriação da Realidade fala sobre os Alimentos da Juventude, e vou explicar o porquê.

Para promover o processo de rejuvenescimento, prevenir doenças e auxiliar na melhoria da qualidade de vida, você precisa nutrir o seu organismo adequadamente. Cuidar para que receba alimentos com todos os nutrientes (carboidratos, proteínas, lipídios, vitaminas, sais minerais, fibras e água) essenciais ao seu bom funcionamento.

E, vale lembrar, alimentar-se não necessariamente significa que você está se nutrindo, pois os industrializados, que andam invadindo as prateleiras dos supermercados são alimentos ricos em gordura trans, açúcar e aditivos. Os produtos *in natura*, embora estejam disponíveis para compra, estão perdendo cada vez mais espaço para os industrializados, que continuam sendo desenfreadamente vendidos como sendo benéficos à saúde. E mais: muitas vezes eles simulam o sabor real do alimento natural.

Somando-se a isso a diminuição de atividade física, maior estresse social e baixa qualidade ambiental, o resultado não poderia ser outro, não é mesmo? Estamos perdendo qualidade de vida! Ou seja, estamos envelhecendo mais rápido!

O desenvolvimento de doenças autoimunes, doenças crônicas, obesidade, enxaqueca, insônia, depressão, fadigas inexplicáveis e dermatites que eram comuns em idades avançadas estão sendo vistas em idades cada vez menores. Esses desequilíbrios do organismo, gerados pela sobrecarga do alto consumo de alimentos pobres em nutrientes, já estão comprometendo a saúde das futuras gerações. A falta da correta proporção entre os nutrientes essenciais para o organismo resulta não só em obesidade, mas em outros desequilíbrios que não são diretamente relacionados à alimentação, como distúrbios no equilíbrio físico mental e emocional.

DNA e alimentação

O que se sabe hoje em dia é que, por meio de uma nutrição correta, podemos alterar as características fenotípicas (determinadas pelo meio), isso é, a expressão de um gene depende de 70% a 75% da influência do meio ambiente.

Atualmente, sabe-se que a nutrição correta pode ter um papel fundamental na alteração das nossas características fenotípicas. Isso ocorre porque a expressão dos nossos genes é influenciada não apenas pela nossa carga genética, mas também pelo ambiente em que vivemos.

O meio ambiente pode influenciar a expressão dos genes de diversas maneiras, como por exemplo, por meio da alimentação, do local em que vivemos, do estilo de vida, do exercício físico e do estresse. É possível também ativar ou desativar certos genes que podem estar relacionados a doenças crônicas como diabetes, obesidade e doenças cardiovasculares.[13]

Isso significa que, ao adotar uma alimentação saudável e equilibrada, podemos ativar os genes que protegem contra doenças e nos deixam mais jovens, assim como desativar os genes que aumentam o risco de doenças. Além disso, a alimentação também pode influenciar a saúde das células, promovendo a regeneração e protegendo-as contra danos.

Portanto, a nutrição correta pode ser uma ferramenta importante para a prevenção de doenças e para a promoção da saúde. Ao adotar uma alimentação saudável e equilibrada, podemos alterar nossas características genéticas através do fenótipo, ou seja, da expressão dos nossos genes, o que depende em grande parte da influência do meio ambiente.

Células e alimentação

Nosso corpo é constantemente renovado através da substituição celular, que ocorre em um processo contínuo de morte e renovação das células. Essa renovação celular é essencial para a manutenção da saúde e do equilíbrio do organismo como um todo.

Os nutrientes presentes nos alimentos são a fonte natural de matéria-prima para essa renovação celular, sendo que a qualidade deles é determinante para o resultado da formação celular.

Ao fornecer ao corpo nutrientes de qualidade, estamos proporcionando as condições ideais para que as células sejam formadas de maneira saudável e funcional. Por outro lado, quando ingerimos alimentos pobres em nutrientes, estamos fornecendo uma matéria-prima de baixa qualidade, o que pode comprometer a saúde e a função do organismo.

Sobre o aspecto celular, quem somos hoje não é o que fomos há um ano e nem o que seremos daqui a um ano. Nosso organismo é formado por 100 trilhões de células e, dessas, 50 milhões são substituídas diariamente! Ou seja, a matéria prima que fornecemos para essa formação celular é determinante para o rejuvenescimento.

Além disso, é importante ressaltar que os nutrientes também são responsáveis pela manutenção e reestruturação celular. Por exemplo, as proteínas são fundamentais para a formação de novos tecidos, enquanto vitaminas e minerais são essenciais para o funcionamento adequado das células e para a prevenção de danos causados pelos radicais livres.

---

[13] APEL, E.; BLACKBURN, E. **O segredo está nos telômeros**. São Paulo: Planeta, 2017.

Portanto, a qualidade dos nutrientes que ingerimos através da alimentação é fundamental para a renovação celular e, consequentemente, para a manutenção da saúde e do equilíbrio do organismo.

Alteração do alimento na energia do corpo

Alimentos de alta vibração são aqueles que possuem grande energia vital. Isso é resultado da combinação da origem e qualidade do alimento aliada à intenção na hora de preparar a refeição. Podemos mudar nossa alimentação para uma vibração mais elevada para que possamos absorver o máximo de benefícios celulares e nos reenergizar. Alimentos de alta vibração são feitos com ingredientes escolhidos com cuidado e com a intenção de nutrir o corpo.

A energia dos alimentos e, principalmente, a forma como os usamos para aumentar nossa vibração, além de parte essencial da nutrição, proporciona uma vida mais leve. Somos energia, e comer é uma simples transferência de energia. Podemos nos encher de energia de várias maneiras, como por meio de ioga, caminhada pela natureza, trabalho orientado, meditação e ingestão de alimentos integrais.

Você já notou como não sente tanta fome quando passa o dia na praia ou no parque? Mas quando está na frente de um computador o dia todo, sente muito mais. Duas coisas estão definidas aqui. Quando você está na praia, descalço, cercado pela natureza, absorvendo vitamina D, também está absorvendo prana, a energia da força vital. Sua taça pessoal de alegria está sendo preenchida. Portanto, você precisa de menos energia dos alimentos.

Quando está na frente de um computador por mais de cinco horas, está trabalhando, doando sua energia. Além disso, a tecnologia tende a absorver energia. Você está sendo esgotado de várias maneiras, então seu corpo, consciente ou não, está com sede, com fome e quer ser recarregado com prana.

Com isso em mente, podemos controlar o tipo de energia com que nos preenchemos. Podemos definir a intenção do que absorveremos, influenciar a energia positiva e receber, com nossas emoções, pensamentos e energia em nossas mãos.

Alimentos que aumentam a vibração do corpo

Alimentos de alta vibração incluem frutas e vegetais frescos e orgânicos, nozes e sementes, legumes e grãos integrais. Esses alimentos contêm uma grande quantidade de nutrientes e ajudam a aumentar a vibração do corpo. Alguns exemplos de alimentos com alta vibração incluem:

- *Frutas frescas e orgânicas: maçã, banana, amora, mirtilo e morango.*
- *Vegetais frescos e orgânicos: brócolis, couve, espinafre, cenoura e batata-doce.*
- *Oleaginosas: amêndoa, nozes, castanha do Brasil e semente de girassol.*
- *Leguminosas: feijão, lentilha e ervilha.*
- *Grãos integrais: arroz integral, quinoa e aveia.*

Alimentos que baixam a energia humana

Alguns alimentos têm vibração negativa e podem interferir na energia humana. Normalmente são ultraprocessados, refinados e ricos em açúcar, sal e gorduras trans. Alguns exemplos de alimentos que interferem na energia:

- *Fast-food e alimentos ultraprocessados: batatas fritas, hambúrgueres e refrigerantes.*
- *Alimentos processados: pão branco, massas e açúcar refinado.*
- *Carnes processadas e frituras.*
- *Álcool e cafeína em excesso.*

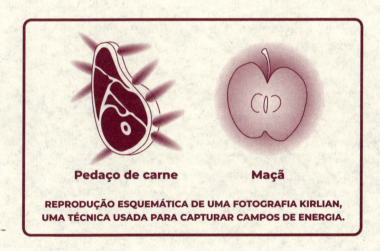

Pedaço de carne   **Maçã**

REPRODUÇÃO ESQUEMÁTICA DE UMA FOTOGRAFIA KIRLIAN, UMA TÉCNICA USADA PARA CAPTURAR CAMPOS DE ENERGIA.

#5 Procedimento estético – HoloSkinbooster

◯ HoloSkinbooster é um procedimento estético que utiliza ácido hialurônico para promover a reestruturação das camadas da pele, estimulando a produção de colágeno e elastina. Antes do procedimento, o profissional de saúde realiza uma avaliação da sua pele para determinar a melhor abordagem e escolher o tipo de ácido hialurônico mais adequado.

O HoloSkinbooster atinge diretamente a camada intermediária da pele com a aplicação de cremes específicos ou pequenas injeções. Essa técnica diferencia o procedimento de outros tratamentos que aplicam substâncias na camada superficial da pele.

O ácido hialurônico presente no HoloSkinbooster atua como um hidratante profundo, mantendo as moléculas de água próximas, formando um reservatório hídrico. Isso confere hidratação, maciez e suavidade à pele. Além disso, o procedimento estimula a produção de colágeno e elastina, ajudando a melhorar a elasticidade da pele e a reduzir os sinais de envelhecimento.

Os efeitos do HoloSkinbooster geralmente são graduais e variam de acordo com o número de sessões, o tipo de pele e o problema tratado. A recuperação é considerada tranquila e rápida. Pode haver a ocorrência de leves hematomas ou vermelhidão na área tratada, mas esses efeitos geralmente desaparecem em poucos dias. Recomenda-se evitar a prática de exercícios físicos nas primeiras 48 horas após o procedimento para garantir resultados satisfatórios.

Passo a passo HoloSkinbooster

Passo 1: visualize o dia do procedimento, imagine a sua pele sendo limpa. Perceba a profissional limpando-a suavemente para remover qualquer resíduo ou impureza;

Passo 2: sinta a profissional aplicando uma pomada anestésica na área a ser tratada para minimizar qualquer desconforto durante o procedimento;

Passo 3: perceba que a profissional utiliza uma seringa com agulha fina para injetar cuidadosamente o ácido hialurônico na camada intermediária da pele;

Passo 4: ouça a profissional explicar que o ácido hialurônico é distribuído uniformemente na área a ser tratada, como o rosto, pescoço, mãos ou outras áreas específicas, conforme a sua necessidade;

Passo 5: após a injeção do HoloSkinbooster, visualize a profissional aplicando uma luz LED para estimular a circulação sanguínea e otimizar os resultados;

Passo 6: ouça atentamente as orientações da profissional sobre como cuidar da sua pele após o procedimento, incluindo evitar a exposição excessiva ao sol, a indicação de uso de protetor solar e evitar produtos químicos agressivos. Essas recomendações ajudarão a maximizar os resultados e garantir uma recuperação tranquila.

Esse tratamento pode ser feito em uma única aplicação. Se você sentir necessidade, repita-o após 45 dias.

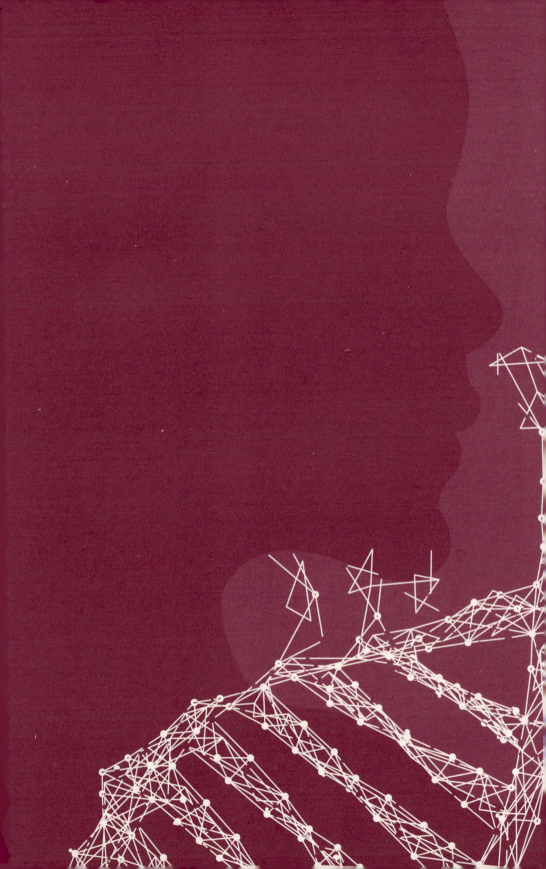

PRINCÍPIO 6

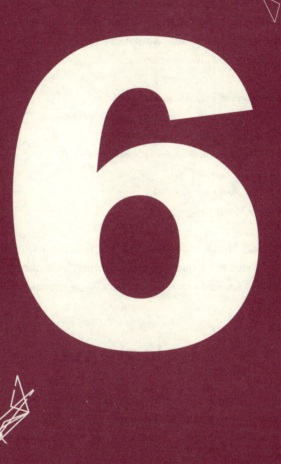

O útero de toda matéria e energia

Estamos imersos em um mar de energia, então é necessário que você entenda como interagir com o éter e como ele vai responder conforme a sua vibração. Porque o que você quer já existe e está disponível no oceano de Energia Cósmica, basta saber como alcançá-lo. Assim como os peixes estão dentro de um oceano e não sabem, estamos imersos em um gigantesco mar sideral e também não temos consciência disso.

Entre muitas tentativas e erros, diversos estudos e pesquisas tentaram definir um só fenômeno que recebeu diversos nomes:

- *James Clerk Maxwell o chamou de Éter Divino;*
- *a física Quântica denomina essa energia como Vácuo Quântico;*
- *Gregg Braden a apresentou por Matriz Divina;*
- *Wallace D. Wattles a denominou como Substância Amorfa;*
- *na Ásia, eles o chamam de Chi;*
- *os povos védicos chamavam de Prana;*
- *eu a chamo de Matriz Holográfica.*

Afinal de contas, a que todos estamos nos referindo? Que efeito misterioso é esse que tanto é estudado e que é de grande importância para quem deseja alterar a matéria? Alterar o seu rosto envelhecido para um rejuvenescido?

Holograma

Nós estamos sediados em um Universo de vibrações. Estamos imersos em um imenso oceano quântico da realidade, constituído por energia, frequência e vibração. Como eu sempre costumo falar, cada um de nós é uma gotinha desse gigantesco mar sideral. Somos parte de um Todo, habitando a mesma frequência original da vida. É propriamente a energia que permeia todas as coisas e sustenta a vida para tudo nesse Universo de infinitas possibilidades. Vivemos cercados dessas energias, dessas frequências e vibrações. Tudo que somos capazes de imaginar existe porque somos capazes de conceber.

Utilizamos o holograma para a projeção de uma determinada imagem. Qual é o seu sonho? O que você deseja já existe, por isso trabalhamos com a visualização desse sonho na holografia. A diferença dessa visualização para qualquer outra feita em sua mente é que utilizaremos essa projeção em unicidade com a Fonte. Isso quer dizer que vamos cocriar a nossa realidade junto com Deus.

Não estamos mais sozinhos e, ao fechar os olhos para visualizar o seu Eu do futuro, você projetará a vida dos seus sonhos em plenitude com o Todo.

Outra diferença é que você vê esse holograma sendo realidade em sua vida agora. Isso não está acontecendo apenas lá, está aqui. Você já está sentindo essa jovialidade, o entusiasmo, o rejuvenescimento neste exato momento. Não é daqui um dia, um mês ou um ano, já está acontecendo aqui e agora. Você já está jovem! Cocriar a realidade no momento em que se vive, é este o segredo. Por isso a cocriação holográfica é muito poderosa.

Você projeta para o Universo a sua imagem já rejuvenescida. Você também pode chamar isso de manifestar no tempo holográfico. Independentemente do tempo e espaço, você se torna sua projeção. Você cocria o que quer em um nível quântico, e então sua criação se desenvolve até que seja cristalizada na realidade física.

Dentro da cocriação holográfica, você utiliza a gratidão para alinhar suas energias. Esse sentimento é uma parte inerente do método, pois alinha suas energias com o mundo interno e lhe permite manifestar de um modo fácil.

Cura disfarçada

Aquilo que estou internamente vibrando está se manifestando do lado de fora. O que significa que quando eu mudo, o mundo muda também.

Precisamos entender que o Universo reflete para nós o que somos inconscientemente. Portanto, se existe algo de que você não gosta em alguém, saiba que, na verdade, essa situação está apenas mostrando o que você não aprova em si mesma.

Sim, já vimos isso em outro capítulo, e estou repetindo porque esse é um ponto que você precisa registrar em pedra. Esse incômodo, seja ele uma ruga, uma pessoa que a chamou de velha, seja uma rejeição, só aparece para que você se cure. Tudo que admitimos que nos atinge vira uma oportunidade de transmutar essa energia que ainda vibra em uma polaridade negativa.

Ela se manifesta no mundo físico na forma de uma pessoa, de uma situação no trabalho, no trajeto de casa, no trânsito. Você passa por isso o tempo todo, porém não entende o verdadeiro motivo daquilo ter escolhido você e não o outro. É normal o ser humano ter a tendência de se vitimizar e pensar que aquela circunstância só acontece com ele, que é azarento, que não fez nada para merecer coisas boas, que os outros não o amam, que todo o mundo está contra ele... e por aí vai.

Em vez de se vitimizar, é importante parar por um minuto e pensar: "Por que isso apareceu em minha vida? Por que me incomoda tanto? O que eu fiz que colaborou para essa situação? O que eu tenho que fazer para que isso não volte a acontecer?"

Buscar genuinamente a sua responsabilidade diante daquela situação, entende? O problema é que nem sempre o "porquê" disso está explícito. Muitas vezes, olhamos para o "problema" de maneira superficial. Não dedicamos tempo suficiente para aprofundar naquele assunto e descobrirmos o que há por trás de tudo aquilo que precisamos aprender.

A sua realidade de agora não importa para o processo. Nem o que você passou e nem o que você fez importa. Por pior que esteja sua vida, ainda é possível transformá-la na vida do seu Eu Holográfico.

Constância cósmica

Somos um holograma que cria funcionalidades. Criamos e projetamos imagens holográficas no Universo em uma base quase constante. Toda vez que desejamos, toda vez que tememos, estamos fazendo aparecer eventos e objetos que são reais em alguma dimensão, mas ainda não estão manifestados na existência física.

Quando você entende que existe um holograma do seu Eu vibrando rejuvenescimento, compreende que, na verdade, está criando a mesma possibilidade de também existir uma versão do seu Eu envelhecido. Dessa forma, caso esteja sintonizado no seu Eu envelhecido, a única coisa que precisa mudar para viver o seu Eu jovem é a frequência que você está vibrando.

Para mudar essa frequência, você aprendeu algumas técnicas de limpeza e mudança de polaridade. Não se engane pensando que já limpou tudo, porque sempre tem alguma coisa para alinhar. Mas voltemos ao caso hipotético. Você está vivendo uma situação que o corpo está envelhecendo, mas se conseguir atingir a vibração do sentimento de rejuvenescimento, estará jovial. Se as suas células tiverem a informação de já serem jovens e vibrarem nesse ritmo, você entra em ressonância, no mesmo nanossegundo, com o holograma do Eu Rejuvenescido.

A questão é, por quanto tempo você consegue permanecer vibrando nessa mesma frequência? Um minuto? Dez minutos? Uma hora? Um dia? Pois bem, para a manifestação holográfica acontecer na sua vida, a quantidade e a qualidade de tempo dedicados serão cruciais.

Por que isso acontece? Por que o tempo é importante? A constante vibração gera uma informação para nossas células. Cada célula que morre leva consigo a informação de doença, cada célula que nasce traz uma informação de saúde. Portanto, significa que, sim, conseguimos enganar o nosso corpo. Quanto mais genuína for a crença de que você já é jovem, mais rápido será o seu processo de rejuvenescimento.

Quanto mais tempo você permanecer vibrando essa informação, mais células receberão essa informação. E quanto mais células vibrando nessa informação, mais próxima você fica do seu Hologama Rejuvenescido. Por isso, chamei o fenômeno de Matriz Holográfica®, por entender a importância da visualização, um poder grandioso.

A ciência há muito fala sobre técnicas de visualização para mudança de aprendizagem e hábitos. Pensamentos geram palavras, que geram visualizações. Visualizações, por sua vez, geram emoções e sentimentos. Logo, sentimentos são emanados pela frequência do coração com muito mais força do que a que vem do cérebro. E isso tudo é possível pelo simples fato de que a nossa mente não sabe distinguir o real do imaginário. Experimentos comprovam que as mesmas conexões neurais são usadas para algo da realidade ou da imaginação.

Para a mente, tudo é real. Lembra da Lei? Ela acata e cria! Aproveite! Sua imaginação pode auxiliar em todo processo. Você não teria capacidade de imaginar se não pudesse criar, acredite nisso.

Quando você compreende que muitas dessas confusões mentais se dão pelo fato de não saber como interagir com o Todo, é triste. Pois você tem o poder de viver uma vida extraordinária e opta por não vivê-la. Você está apegado às verdades que lhe contaram, e então lê esse conteúdo, acha incrível, mas volta a viver tudo como era antes. Não é assim que você vai conseguir ser o seu Novo Eu.

Desassocie-se da situação que está vivendo agora, essa que está desalinhada com o seu pedido. Olhe o fato por fora e lembre-se de que o que está acontecendo não tem nada a ver com você, tudo se refere à sua vibração. Mesmo que não veja, você está mergulhado nesse Oceano Cósmico e ele vai sempre responder, tendo consciência disso ou não. Sendo bom ou ruim para você, o Universo vai unir a onda de informação com outra similar.

Portanto, se não está gostando dos resultados, mude o seu estado vibrátil!

Matriz holográfica

O livro *A Matriz Divina*,[14] de Gregg Braden, explora a relação entre a ciência e a espiritualidade, apresentando uma nova visão sobre o Universo e o papel do ser humano na criação e na transformação da realidade. Através de uma abordagem interdisciplinar que envolve conceitos da Física Quântica, da Biologia, da Neurociência e da Espiritualidade, Braden propõe uma nova compreensão sobre a natureza da realidade e sobre as possibilidades de transformação que cada indivíduo possui em sua vida.

Um dos principais conceitos apresentados no livro é o da Matriz Divina, que representa um campo de energia sutil que permeia todo o Universo e conecta todas as coisas. Segundo Braden, essa Matriz é a fonte de toda a criação, e através dela é possível acessar uma vasta gama de possibilidades e potencialidades.

---

[14] BRADEN, G. *op. cit.*

Ao longo do livro, ele apresenta diversas evidências científicas que comprovam a existência da Matriz Divina e sua influência na vida das pessoas. Entre os temas considerados, destacam-se a importância da intenção, da emoção e da consciência na cocriação da realidade, a influência dos pensamentos e das crenças na saúde física e mental, e a conexão entre a mente e o corpo na busca pela cura e harmonia.

Outro aspecto importante do livro é a sua abordagem integrativa, que reconhece a interconexão entre todas as coisas e a importância de cuidar do meio ambiente e das relações humanas para promover a saúde e o bem-estar coletivo.

Isso significa que o conceito de Oceano Quântico pode ser comprovado cientificamente. E o mais importante disso tudo: que ele pode ser alterado.

"

Pensamentos geram palavras, que geram visualizações. Visualizações, por sua vez, geram emoções e sentimentos.

#6 Procedimento estético – Holobioestimuladores de colágeno

Os Holobioestimuladores de colágeno são substâncias aplicadas na face para estimular a produção de novas fibras de colágeno. Eles auxiliam na melhora do aspecto da face, reduzindo os sinais do envelhecimento, atenuando a flacidez e proporcionando uma pele mais uniforme. Além disso, essas substâncias podem ser aplicadas em outras regiões do corpo, como barriga e coxas, para amenizar a flacidez.

Os Holobioestimuladores de colágeno são aplicados na pele de maneira minimamente invasiva, em pontos específicos da face. Existem diferentes tipos de Bioestimuladores, como o ácido polilático e a hidroxiapatita de cálcio. Essas substâncias são compatíveis com o nosso organismo e não apresentam riscos à saúde, o que contribui para um resultado progressivo e rejuvenescedor.

O estímulo à produção de colágeno traz diversos benefícios para a pele, e ele é essencial para o equilíbrio e a aparência saudável. Com o passar dos anos, ocorre naturalmente uma redução na produção de colágeno, resultando no surgimento de rugas e flacidez facial. A aplicação dos Bioestimuladores de colágeno ajuda a pele a retomar a produção tanto dele quanto de elastina, promovendo a sustentação da face e uma aparência mais jovem e natural.

Passo a passo Holobioestimuladores de colágeno

Passo 1: antes do procedimento, visualize sua pele sendo limpa e preparada para a aplicação dos HoloBioestimuladores;

Passo 2: perceba a profissional aplicando um anestésico tópico para minimizar o desconforto durante o procedimento;

Passo 3: visualize a profissional realizando a aplicação dos HoloBioestimuladores de colágeno na área desejada. Visualize-a aplicando as injeções nos pontos estratégicos da face e/ou corpo;

Passo 4: após a aplicação, sinta a profissional massageando levemente a área tratada para distribuir os Holobioestimuladores de maneira uniforme;

Passo 5: ouça as instruções sobre os cuidados pós-tratamento, como evitar exposição solar intensa e a prática de exercícios físicos vigorosos nas primeiras 24 a 48 horas.

Esse tratamento pode ser feito em uma única aplicação. Se você sentir necessidade, repita-o após 45 dias.

> Você não teria capacidade de imaginar se não pudesse criar.

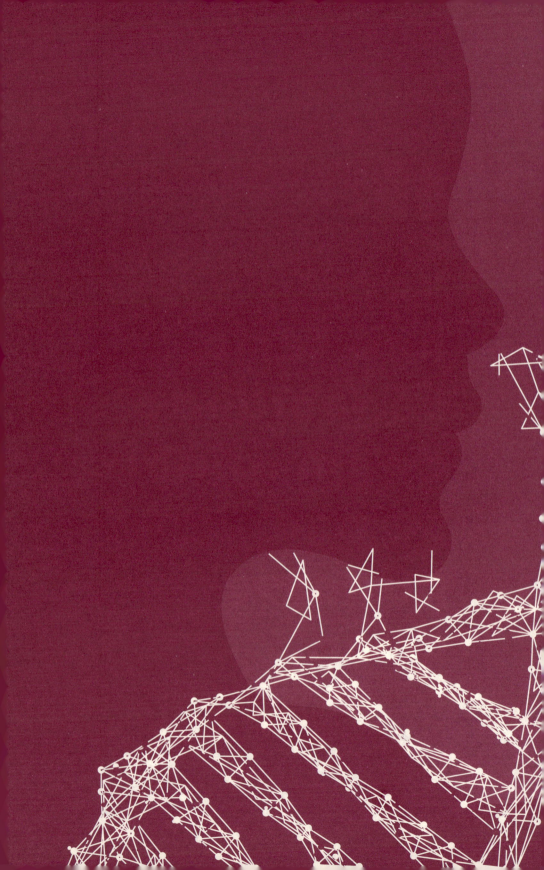

PRINCÍPIO 7

Rejuvenescer dormindo

O sétimo Princípio do Rejuvenescimento Consciente e da Cocriação da Realidade é rejuvenescer dormindo, e vou explicar o porquê.

Quando você dorme, o cérebro absorve experiências de curto prazo. Essas experiências ou memórias são enviadas da região do hipocampo para várias áreas do córtex cerebral. Esses registros imediatos são armazenados para formar, seguidamente, as memórias de longo prazo. Ou seja, é nesse momento que aprendemos as informações a que tivemos acesso ontem ou hoje, consolidando como memórias e conhecimentos para toda a vida, a longo prazo.

De fato, nós realmente podemos aprender enquanto dormimos. Um estudo recente da Universidade Northwestern comprovou essa tese.[15] A pesquisa mostrou cientificamente que alguns sons ou áudios ouvidos no sono REM, ou nas fases mais profundas do sono, ajudam muito no aprendizado.

Os resultados se apoiaram, entre várias experiências, em um teste de imagem feito com voluntários. Na primeira parte do teste, eles (os voluntários) foram expostos a 50 imagens apresentadas em sequência na mesma tela. Além disso, cada uma delas foi associada a um som específico. Por exemplo: a imagem de um gato era acompanhada pelo miado. Ou uma dinamite, por uma grande explosão.

Após observarem a imagem associada ao som característico, os voluntários foram dormir. Na segunda parte do teste, ao entrar na fase de sono profundo, com registro das ondas cerebrais Theta, feito por equipamentos de ressonância e eletroencefalograma (EEG) computadorizado, o mesmo som foi ativado pelos pesquisadores durante o exame. Só que metade dos voluntários o ouviu enquanto dormia, e a outra metade, não.

O diagnóstico foi bastante claro e prático. Quando acordaram, os voluntários passaram por um novo teste de memória. Quem foi exposto ao som enquanto dormia, conseguiu melhor resultado. Pois essa parte dos voluntários memorizou mais figuras e mostrou muito mais precisão na posição de cada imagem exposta na tela.

A partir desse exame, os cientistas concluíram, basicamente, que: "nossos resultados mostram que informações recebidas durante o sono podem influenciar a memorização".[16]

Dentro da mesma pesquisa, os neurologistas também indicaram que a melhora no quadro de resultados de memorização de longo prazo depende do acesso ou contato prévio com o conhecimento, em um estado ainda Alfa de onda cerebral, que representa um estado parcialmente acordado ou sonolento.

---

[15] GARATTONI, B.; CORDEIRO, T. A engenharia dos sonhos. **Superinteressante**, 16 set. 2022. Disponível em: https://super.abril.com.br/ciencia/a-engenharia-dos-sonhos. Acesso em: 1 set. 2023.
[16] GARATTONI, B. Sim, é possível aprender dormindo. **Superinteressante**, 6 jun. 2017. Disponível em: https://super.abril.com.br/ciencia/sim-e-possivel-aprender-dormindo. Acesso em: 16 jun. 2023.

Autossugestões funcionam enquanto dormimos

O poder da autossugestão insere novas programações na mente inconsciente mudando os resultados no lado externo. Ou seja, para mudar a percepção, o processo cognitivo emocional, a forma de pensar, ser e agir, você precisa autossugestionar. Com os áudios, esse recurso é usado deliberadamente para nutrir o inconsciente nas fases mais profundas do sono, enquanto a pessoa dorme, com programações positivas e de rejuvenescimento em todos os campos da vida humana.

A autossugestão é uma técnica psicológica e também apropriada na psicanálise. Com a ajuda de frequências equalizadas com o campo do inconsciente, ela tem muito mais eficiência e resultados ainda mais expressivos na mudança cognitiva de mentalidade e no processo de cocriação.

A autossugestão se apoia na mudança de crenças limitantes para crenças fortalecedoras com a repetição contínua de palavras de autoafirmação. A ideia central é a de que qualquer pessoa pode influenciar a mente e convencer a si mesma com o uso de palavras e de comandos sobre poder pessoal. Ainda, a autossugestão é um dos recursos associados com áudios de reprogramação. A aplicação dessa ferramenta busca uma maior aproximação ao nível mais profundo do inconsciente e influenciar a base dos chamados pensamentos dominantes da consciência.

O processo também leva em consideração os estudos da Física Quântica que indicam duas coisas: nós sintonizamos e espelhamos no mundo externo tudo aquilo que nutrimos no mundo interno. Ou seja, pensamentos, emoções, sentimentos e percepções. Por isso, o objetivo da autossugestão durante o sono profundo, quando o inconsciente está livre e aberto, é influenciar todo o conteúdo depositado na mente inconsciente, mudar a programação e a composição dos pensamentos dominantes.

Nos áudios, a autossugestão é sustentada por comandos e repetições estratégicas. Esses comandos são incorporados e modulados em frequências compatíveis com as faixas de onda cerebral do inconsciente. Por isso, os resultados são mais confiáveis e eficientes.

A autossugestão pode levar ainda a um estado mental de atenção plena na mudança de perspectiva. Ou seja, quando inserida de modo subjetivo e subliminar nos áudios de reprogramação, você pode conseguir acionar todos os sentidos humanos e as faculdades mentais no mesmo objetivo: reprogramar a mente inconsciente para o sucesso e para a prosperidade em todas as esferas. Mesmo sem total consciência desse processo, com a autossugestão e a ajuda dos áudios de reprogramação, sua mente será alterada e recodificada.

A ideia é um processo semelhante ao *mindfulness*, só que sem intenção consciente, uma vez que serão acionados também todos os sentidos inconscientes da mente humana. Com esse recurso, a mente será completamente esvaziada de todos os conceitos sobre envelhecimento que vive, para experimentar uma nova programação.

Eu posso dizer que a autossugestão, a partir da atenção plena e subjetiva, tem efeitos práticos e comprovados pela ciência. Estudos da Universidade John Hopkins, em que foram realizados 47 testes com 3.320 participantes, tendo em vista compreender a influência dos programas de meditação, *mindfulness* e autossugestões na redução do estresse e na programação do bem-estar, indicam que ocorre uma mudança neurológica no cérebro e nos estados psíquicos com a prática regular dessa atividade. Os resultados foram comprovados com equipamentos de ressonância e neurologia na observação de mudanças no cérebro em centenas de voluntários. E os principais efeitos positivos foram redução de ansiedade, depressão e dor.[17]

O poder dos áudios de reprogramação inconsciente

O áudio possibilita uma mudança ainda mais profunda do que a neuroplasticidade do cérebro. Pois, além de mudar a forma e as conexões neuronais, os áudios de reprogramação podem modificar a estrutura informacional e emocional do inconsciente. Além disso, ao eliminar as memórias traumáticas do passado para criar uma nova programação de rejuvenescimento e realizações ilimitadas, todo o processo de cocriação da realidade é impactado. Alterando, assim, seus níveis de percepção, que vão transformar crenças limitantes em força criativa, autoconfiança e um novo estado mental de harmonia.

A mudança é mais profunda e também vai refletir na neuroplasticidade cerebral, gerando bem-estar, satisfação e um novo sentido existencial na vida. O ponto mais importante é que os áudios atuam em nível inconsciente, pois são modulados a partir de frequências baixas e ciclos de onda cerebral reduzidos nas faixas Alfa, Delta e Theta, que atuam no nível inconsciente.

Além da modulação, eles trazem recursos de programação específicos, como afirmações, comandos quânticos, terapias inconscientes, decretos, recursos de hipnose, sons binaurais para harmonizar os dois hemisférios do cérebro (lado consciente/esquerdo;

---

[17] GOYAL, M. et al. Meditation programs for psychological stress and well-being: A systematic review and meta-analysis. **JAMA Internal Medicine**, v. 174, n. 3, p. 357-368, 2014. Disponível em: https://jamanetwork.com/journals/jamainternalmedicine/fullarticle/1809754. Acesso em: 16 jun. 2023.

e lado inconsciente/direito), batidas binaurais e biauriculares, ritmos frequenciais e fractais, programações de rejuvenescimento, bem-estar, amor-próprio e autoestima.

Todos esses recursos unificados são inseridos de maneira conjunta no campo infinito e ilimitado do inconsciente ao serem modulados em frequências compatíveis com as faixas vibracionais do inconsciente. Essa informação também libera neurotransmissores como serotonina, ocitocina, noradrenalina e endorfina.

Toda essa ativação inconsciente mexe com o nível mais profundo de cognição, impacta a estrutura sináptica, a capacidade de aprendizado e também de memorização inconsciente.

Isso também fortalece o sistema imune e ajuda no processo de regeneração celular, sobretudo nos estados mais profundos do sono, além de impactar fortemente o campo de energia e de bioeletricidade em todo o organismo. Elevando, assim, a expressão energética e a frequência instalada no sistema da pessoa. Todo esse impacto é essencial no processo de cocriação da realidade, porque, para cocriar qualquer desejo é preciso vibrar alto, acima de 500 Hz, segundo a Escala da Consciência.

Para vibrar nessa instância, é preciso ativar frequências positivas como amor, gratidão, paz, alegria ou harmonia. E, para alcançar essas frequências, seu campo inconsciente deve estar livre de crenças, memórias ruins, emoções e esquemas mentais destrutivos. É aqui, nesse nível mais profundo e inconsciente, que os áudios de reprogramação da minha **Técnica Elixir Face Sleep®** atuam com total precisão. Limpando a sujeira emocional e inserindo uma nova programação em todas as instâncias da mente humana.

Na **Técnica Elixir Face Sleep®**, usamos os 5 elementos + as frequências sintonizadas em faixas reduzidas, para impactar o inconsciente e mudar a programação com o recurso da autossugestão:

- *hipnose e auto-hipnose;*
- *visualização inconsciente;*
- *afirmações;*
- *programação neurolinguística;*
- *áudios subliminares.*

Programações informacionais e emocionais de sucesso e prosperidade em todos os níveis fortalecem e aceleram a expansão da consciência e o nascimento de um novo você.

Os áudios de reprogramação são subliminares, porque afetam os estados mais profundos de relaxamento. Todas as programações dos áudios são captadas quando não se está consciente ou em estado alerta no dia a dia.

Os efeitos das mensagens instaladas no inconsciente dependem, entretanto, de repetição. Pesquisas realizadas por especialistas em Psicologia Experimental demonstram isso. Ou seja, a mudança cognitiva e emocional ocorre quando há repetição do novo padrão mental.

A hipnose também é um recurso integrado aos áudios de reprogramação da **Técnica Elixir Face Sleep®**. Baseada em estímulos subliminares ou inconscientes, tem auxiliado muitas pessoas a remover crenças sobre o envelhecimento ou a reprogramar a mente de bloqueios variados do passado.

Além disso, a hipnose aliada à música é um tratamento muito eficaz na reprogramação da mente. O mais incrível é que essa ferramenta também compõe o conteúdo dos áudios de reprogramação.

Tanto na hipnose quanto nos áudios da **Técnica Elixir Face Sleep®**, usamos mensagens subliminares para valorizar a autoestima, reforçar a autoconfiança, eliminar crenças ou romper com medos. Ambos os recursos são usados na hora de dormir, quando a intensidade das ondas cerebrais é menor.

Camadas ocultas

Os áudios **da Técnica Elixir Face Sleep®** buscam alcançar as camadas mais ocultas do inconsciente. Principalmente porque ele recebe um bombardeio constante de pensamentos, sensações, estímulos externos e outros ataques à nossa consciência.

Esses áudios aguçam a percepção subliminar. Ou seja, a capacidade de captar, de modo inconsciente, mensagens ou estímulos fracos demais para provocar uma resposta consciente. Isso é essencial para mudar a programação existente, porque os áudios vão elevar novos programas positivos sobre rejuvenescimento e condicionamentos ao núcleo do ser.

Assim, você é persuadida, inconscientemente, com a nova programação inserida na sua mente. E vai poder ressignificar o conhecimento, quebrar velhos padrões sobre o tempo, mudar a forma de pensar, de ser, sentir e como interagir com o mundo. Um novo você vai nascer para viver uma nova vida, com longevidade e muita vitalidade. Tudo isso acontecendo enquanto dorme e recebe novas programações diretamente ao inconsciente.

Os áudios são modulados e regulados em frequências hertz Alfa, Theta e Delta, para levar novas programações e registros informacionais ao inconsciente, que se mostra disponível e aberto à captação de programações e à transmutação de velhos padrões emocionais.

Diferente de afirmações feitas quando estamos conscientes e em estado de alerta diário – reconhecido como Estado de Vigília Ordinário –, quando analisamos e julgamos todas as informações, a partir dos áudios, conseguimos inserir conteúdos claros sobre programações de rejuvenescimento.

Os áudios levam esses registros informacionais estratégicos, desprogramam os antigos sinais do passado e limpam o campo inconsciente, do HD da MENTE, para receber novas programações do futuro, a partir de experiências vivas e reais de cocriação da realidade, no momento presente.

Como já vimos anteriormente nas fases Theta e Delta, o cérebro humano ou o campo inconsciente está aberto para receber programações e sinais de conteúdos como uma antena ou satélite universal. Isso se dá a partir de frequências subliminares, que são ativadas pela **Técnica Elixir Face Sleep®**, que você vai ter a oportunidade de experienciar por meio de um presente que vou deixar neste livro.

A mente passa, assim, a captar símbolos, visões avançadas e anotações do futuro, registrar *insights*, ampliar o sentido de inspiração, a fazer "uploads" de ideias inovadoras e originais, a explorar com mais amplitude os campos de criatividade humana e a receber sinais da intuição divina ou universal.

O impacto

Os efeitos dos áudios são programacionais e de grande impacto informacional positivo, totalmente voltados para uma mente jovem. A partir de frequências moduladoras e moduladas, com a tecnologia usada na **Técnica Elixir Face Sleep®**, aos sentidos humanos e aos centros de percepção extrassensorial da mente, os áudios ajudam a descondicionar o cérebro.

Ou seja, ajudam a eliminar e desprogramar a mente de interpretações de fatos doloridos do passado e de memórias tristes consolidadas no córtex frontal do cérebro, em algum ponto da existência, provocando novos estímulos neuroassociativos.

Ao eliminar os registros emocionais e informacionais do inconsciente, o objetivo é criar novas neuroassociações livres, liberar o poder das faculdades mentais e da mente consciente, apoiadas em todo e qualquer desejo de manifestação da realidade e na cocriação de novos sonhos. Com isso, os áudios eliminam, completamente, qualquer registro emocional negativo do passado guardado no inconsciente e em qualquer registro cognitivo.

Terapia musical

Na **Técnica Elixir Face Sleep®**, a música é um recurso muito poderoso para mudar a programação da mente inconsciente e causar a neuroplasticidade desejada.

Sabe por quê? Porque o cérebro continua a processar as informações da música enquanto dormimos, mas de uma forma menos analítica, totalmente livre e muito mais inconsciente.

Só para você entender melhor, a partir do registro musical, é possível estabelecer conexões emocionais, registros informacionais e até mesmo criar novas programações muito específicas com o conteúdo absorvido pela mente inconsciente.

No caso dos áudios da **Técnica Elixir Face Sleep®**, a música é um recurso importante e está alinhada com a frequência Theta e com a faixa Delta, moduladas no tratamento. No caso, essas frequências estão situadas em faixas propensas a cocriações ilimitadas. Pois, nelas, se facilita o acesso e a penetração da nova programação ou do registro emocional às camadas mais profundas da mente.

Na prática, o cérebro processa as informações do áudio (a música) e também é afetado diretamente. Aqui, mais uma vez, você pode perceber que a música ou, no nosso caso, os áudios de reprogramação celular, têm forte influência sobre o conteúdo absorvido pela mente e pelo sistema. E a influência é ainda maior, porque as ondas decodificadas nos áudios de reprogramação são muito baixas e se interiorizam à mente inconsciente, e não à mente consciente e analítica.

Áudios programacionais

Os áudios de reprogramação subliminar da **Técnica Elixir Face Sleep®** são muito eficientes porque vão direto ao núcleo da consciência ou mente inconsciente. Nessa jornada de interiorização, eles levam uma nova programação de realização, jovialidade, beleza, longevidade e rejuvenescimento ilimitada. Ao mesmo tempo, desmobilizam e descondicionam a mente inconsciente de toda a programação corrompida e invasiva do passado.

Esse processo não muda apenas a informação, mas também as sensações, a energia condensada de pensamentos distorcidos, as memórias emocionais, o nível mais profundo de percepção e de autoconsciência positiva da realidade. A partir da reprogramação mental, então, novos potenciais humanos são ativados e outras versões de você mesma começam a emergir de modo livre e autêntico no mundo.

Comunicação neurológica

No estudo "Música e Neurodesenvolvimento", segundo o pesquisador da USP, Mauro Muszkat, a música ou áudios codificados com ondas cerebrais específicas podem intensificar a capacidade de comunicação e de interpretação linguística da mente.[18]

Ou seja, a conexão cerebral e decodificação rápida dos fatos para encontrar soluções e saídas em qualquer situação. Além disso, a música, indica o estudo, pode ajudar na socialização, nos relacionamentos humanos, no senso de solidariedade e também a melhorar o déficit de atenção, dislexia, autismo, depressão, esquizofrenia e outras disfunções cerebrais.

Em alguns indivíduos, segundo o pesquisador, a musicoterapia também auxilia no controle das emoções e da impulsividade. Tudo isso mostra, sugere o autor da pesquisa, a importância da música no desenvolvimento cerebral e mental. Afetando, principal e positivamente, processos cognitivos, criativos, de empatia e compaixão, acuidade sensorial e na formação de trilhas neurais e informativas mais coerentes em diferentes áreas do cérebro.

Por isso, a música também é um recurso muito importante usado na **Técnica Elixir Face Sleep®**. A partir de frequências musicais moduladas em áudios de reprogramação, novos esquemas mentais e neurocognições de autoestima, autoamor, harmonia e valor próprio são plasmados emocional e energeticamente no cérebro.

E isso facilita muito o acesso de novas informações e na transferência dos registros potencializadores às camadas mais intrínsecas, ocultas e nucleares do inconsciente. Na prática, com o auxílio da música e dos áudios autossugestivos de reprogramação, é possível mudar o conteúdo, a plasticidade e os registros de informações depositados e instalados na mente humana. Com uma mudança muito profunda, a partir da ressignificação e reestruturação dos registros subliminares do inconsciente.

Sono NÃO REM

É no sono mais profundo, **NÃO REM**, que os áudios de reprogramação agem com mais poder e eficiência. Especificamente quando a mente está relaxada e o consciente, anulado. Isso ocorre quando o cérebro anula as ondas Beta, de ritmo mais intenso, acelerado e associadas ao sono REM.

Esse ciclo de sono se caracteriza por um estágio de consolidação de toda a nova programação. Já os ciclos circadianos mais profundos, NÃO REM, são importantes para a inserção na mente dos áudios de reprogramação, pois na fase do sono profundo, o inconsciente está suspenso. Ele está totalmente livre, aberto e em sintonia com as

---

[18] MUSZKAT, M. Música e neurodesenvolvimento: em busca de uma poética musical inclusiva. **Literartes**, [S. l.], v. 1, n. 10, p. 233-243, 2019. Disponível em: https://www.revistas.usp.br/literartes/article/view/163338. Acesso em: 22 ago. 2023.

ondas de ritmo mais baixo, Theta e Delta. Não por coincidência, os áudios emitem programações de poder sustentadas por essas faixas de onda cerebral reduzida, enquanto a mente racional e consciente está totalmente desligada.

É especificamente nesse estágio (do sono profundo) que os áudios de reprogramação da **Técnica Elixir Face Sleep®** funcionam, esvaziam a mente inconsciente e mudam a plasticidade neuronal do cérebro.

Com a mente livre e o inconsciente aberto, é possível reconstruir toda a programação do cérebro com as informações transferidas pelos áudios poderosos. Na prática, quando os áudios penetram no inconsciente com programações específicas, convencem a mente e todo o sistema interior. Isso gera o reflexo vibracional no mundo externo também.

Pois, a partir dessa ação, você vai produzir e emanar uma vibração ao Universo correspondente à solução ou ao conteúdo informacional, integrados pelos áudios em todo o organismo, nas células, no DNA mitocondrial, nas trilhas neurais, na química do corpo, em cada pensamento ou emoção que emitir.

Ao mudar a vibração inconsciente, você, automaticamente, muda também os eventos do mundo do lado de fora, porque passa a espelhar novas informações, registros e percepções da realidade. Passa a decodificar diferentes memórias que serão consolidadas em novos caminhos neurais diretamente no hipocampo ou córtex frontal.

Autoconvencimento

Com as programações internas, é possível convencer a mente de tudo. Desde ressignificar às memórias do passado a viver uma nova experiência de jovialidade no futuro, com total percepção presente do fato.

Os áudios da **Técnica Elixir Face Sleep®** permitem a mudança completa de paradigmas, a substituição de velhas crenças limitantes enraizadas, a troca do modelo e do esquema mental – corrompido, desde então, por memórias do passado de dor, tristeza e sofrimento – por momentos de glória, de satisfação e de cocriações fantásticas. Possibilitam também uma mudança ainda mais profunda do que a neuroplasticidade do cérebro. Pois, além de alterar a forma e as conexões neuronais, os áudios de reprogramação vão modificar a estrutura informacional e emocional do inconsciente.

Isso impacta todo o processo de cocriação da realidade, pois altera o nível de percepção da realidade, transformando crenças limitantes em força criativa, autoconfiança e um novo estado mental de harmonia. Eliminando, assim, as memórias traumatizantes do passado para criar uma nova programação de sucesso, prosperidade, amor, saúde, dinheiro e realizações ilimitadas.

Os áudios trazem recursos de programação específicos como afirmações, comandos quânticos, terapias inconscientes, decretos, recursos de hipnose, sons binaurais para harmonizar os dois hemisférios do cérebro (lado consciente/esquerdo; e lado inconsciente/direito), batidas binaurais e biauricular, ritmos frequenciais e fractais, programações de sucesso, prosperidade, riqueza, dinheiro, amor, saúde, beleza e disposição.

Ao serem modulados em frequências compatíveis com as faixas vibracionais do inconsciente, todos esses recursos unificados são inseridos de maneira conjunta no campo infinito e ilimitado do inconsciente. Essa informação também libera neurotransmissores no cérebro como serotonina, ocitocina, noradrenalina e endorfina.

Holo Cocriação, inconsciente e sonhos

Na **Técnica Elixir Face Sleep®**, todos os sonhos são possíveis. Com ela, você terá a possibilidade de manifestar o desejo de ser mais jovem, inconscientemente, enquanto dorme. Ao inserir os conteúdos informacionais dos áudios de reprogramação, sua mente será totalmente decodificada. Ou seja, você vai depurar e limpar todas as frequências negativas do passado, apoiadas em lembranças ruins ou traumas da infância.

Vai ressignificar ainda crenças limitantes que impedem seu desenvolvimento em diferentes áreas. E, no lugar, colocar programas de poder, de amor, de alegria, gratidão, capacidade e habilidades ilimitadas.

Como o inconsciente funciona e absorve os comandos dos áudios de reprogramação mental?

O inconsciente é um grande manancial de conhecimentos, informações, experiências, registros e programações da mente humana. A maioria do conteúdo dele vem da fase uterina e da primeira infância, aproximadamente até os 7 anos, quando a personalidade e a mente consciente ainda não estão totalmente formadas.

Nessa fase, tudo é absorvido pela mente inconsciente. Todas as nossas crenças limitantes ou potencializadoras, as verdades relativas ou absolutas, as experiências emocionais e os esquemas mentais refletidos na nossa criação são inseridos no inconsciente e no HD da mente. De 90% a 95% dos nossos registros emocionais e comportamentais se sustentam nos programas guardados no inconsciente.

A mente humana é como um iceberg dividido em três camadas. Anteriormente falamos sobre duas delas, a camada maior e mais profunda é o inconsciente. A camada visível de gelo, na superfície, é a mente consciente ou analítica. Mas existe a camada superior, que é o Universo, a mente cósmica e os registros akáshicos da existência.[19] Ou seja, os registros da ancestralidade desde os primórdios do Universo.

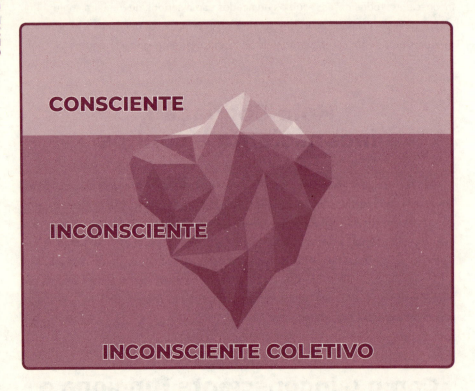

Tudo indica que a conexão com esses registros está no núcleo do DNA, na molécula da vida, classificada por muitos pesquisadores e biólogos moleculares russos como um receptor bioquântico ou uma espécie de internet biológica.[20] O mais interessante é que o DNA, assim como a Mente Inconsciente, pode ser reprogramado vibracionalmente.

E isso pode ser feito sem a remoção de um único gene. Ou sem qualquer prática invasiva. Bastaria modular a frequência certa à voz humana, ou mesmo por comandos,

---

[19] "Registros Akáshicos" é o nome que se dá ao infinito banco de dados do Universo, no qual estão armazenadas todas as infinitas possibilidades, todos os pensamentos, sentimentos, emoções, comportamentos e experiências do passado, do presente e do futuro.

[20] GARAJAJEV, P.; POPONIN, V. DNA biocomputer reprogramming. **Rex Research**. Disponível em: http://www.rexresearch.com/gajarev/gajarev.htm. Acesso em: 17 ago. 2023.

orações, pensamentos, emoções e até mesmo mantras sagrados. Ao reprogramar os registros do inconsciente, automaticamente também muda a programação ou o registro emocional e vibracional contido na molécula do DNA.

Além disso, o DNA é uma espécie de portal de hipercomunicação espacial com a Mente Superior ou o próprio inconsciente coletivo. Por conta disso, ele pode captar registros em qualquer dimensão do tempo, e você pode mudar a informação nele contida para mudar a percepção do presente e, consequentemente, os resultados futuros.

No exemplo do iceberg e das três mentes, o que comanda, de fato, é a mente inconsciente. São os registros guardados no inconsciente, também vinculados ao DNA mitocondrial – mais de 90% estão lá, lembra? –, e depositados na mente inconsciente e no núcleo do DNA, sem você nem saber. Tudo ainda imerso e inexplorado, sem qualquer nível de consciência. Tanto os registros negativos, quanto as potencialidades infinitas da nossa mente.

O problema é que essas programações emocionais e comportamentais contidas no inconsciente influenciam todas as decisões e o modo como você interage com o mundo, a sua capacidade de agir ou reagir, o medo de alcançar o rejuvenescimento, e isso tem refletido em diferentes áreas da sua vida.

Por isso você não progride. Algum dia recebeu a informação de que era muito difícil parar o envelhecimento. Do mesmo modo, não encontra sua jovialidade porque, na infância, alguém disse que você era feia.

Tudo isso gerou uma programação inconsciente e ainda roda no HD da sua mente. Então, quando você conhece um programa para rejuvenescer, sem perceber começa a fazer tudo errado e bloqueia o processo. Sabe por quê?

Porque sua mente inconsciente te sabota e não permite a experiência do rejuvenescimento. Isso está estruturado informacionalmente no seu campo inconsciente, em suas neuroassociações, na energia emocional que você emana para o mundo, nos seus comportamentos e na verdade inconsciente e abstrata que acredita ser real.

Por isso, o processo de mudança é tão profundo e, às vezes, doloroso. Mudar dá trabalho, exige dedicação e despende muita energia. Foi pensando em todo esse mecanismo que criei uma nova técnica, como citei anteriormente, e nela eu trouxe a ferramenta certa para mudar toda essa programação enquanto você estiver dormindo. Principalmente porque quando você dorme e relaxa profundamente é possível acessar essas camadas mais profundas e ocultas, as informações e os registros guardados lá no porão da sua mente, associadas às experiências tristes e memórias disfuncionais da infância.

É possível penetrar nessas regiões desconfortáveis, destruir os velhos comandos e inserir uma nova programação de rejuvenescimento, jovialidade, confiança, autoestima. Isso é plenamente possível. Mas você precisa entrar em contato com sua natureza inconsciente, acessar esse conteúdo e trocar os registros do campo informacional. Quando você dorme, o inconsciente fica totalmente aberto, livre e disponível.

Os áudios de Reprogramação Mental da **Técnica Elixir Face Sleep®** auxiliam nesse processo. Sua ação inicia no momento que você deitar na cama e começar a entrar em relaxamento profundo para dormir, ainda meio acordada ou sonolenta. É nesse momento que as programações começam, gradativamente, a penetrar no cérebro consciente e seguem rapidamente para as camadas mais ocultas, aos níveis mais profundos e imersos do inconsciente.

Isso acontecerá, sobretudo, quando você reduzir os ciclos de onda cerebral para as faixas Theta e Delta. Pois, nesse momento, o inconsciente vai estar totalmente livre e disponível para receber a nova programação dos áudios e esvaziar os velhos padrões emocionais e mentais.

Memórias fortalecidas

Além de acessar a região mais profunda da mente humana, você também consegue fortalecer novas memórias e aprendizados, com repetição e continuidade, a partir de comandos direcionados e uma nova frequência harmônica levada ao plano inconsciente.

Eliminando dramas, frustrações, registros emocionais de medo e programas de fracasso, é possível contrapor os momentos de dificuldades do presente para cocriar e construir um novo futuro vitorioso, com novas programações emocionais e cognitivas de sucesso.

Da mesma forma, os novos registros vão mudar a estrutura e a neuroplasticidade da mente e, com isso, alterar a química do corpo e a produção neuro-hormonal. Extraindo os hormônios do estresse e da ansiedade, como o cortisol e a adrenalina, para liberar novos neurotransmissores elevados, a exemplo de ocitocina, acetilcolina, serotonina, endorfina e noradrenalina.

Esses hormônios são classificados como os do bem-estar, do prazer, da alegria e da satisfação. Eles vão ajudar a equilibrar emoções internas, harmonizar as sensações, além de ativar novos caminhos e trilhas neurais dentro da mente, associadas ao sucesso e à manifestação de seus desejos mais intensos.

Toda essa mudança vai gerar um impacto mental, emocional e energético positivo. Quando o inconsciente é limpo e purificado, todos os registros densos e as vibrações pesadas são extraídas do campo quântico e relacional. Você voltará à sua frequência original e abrirá espaço mental para criar neuroassociações e registros emocionais compatíveis com a realização de seus mais lindos sonhos.

Os áudios da **Técnica Elixir Face Sleep®** são usados enquanto a pessoa dorme, e podem atingir níveis mais profundos de sono, da consciência e do hemisfério inconsciente do cérebro, ampliando, assim, os níveis de percepção da realidade, o acesso às informações ocultas registradas inconscientemente, o domínio e a gestão emocional na escolha e tomada de decisões no processo de cocriação e manifestação da realidade.

Com a repetição por ao menos vinte e um dias, segundo sugerem as pesquisas de neurociência,[21] o inconsciente e o cérebro aceitam a nova programação e, com isso, se gera uma nova vibração.

No campo da cocriação e da Física Quântica, tudo é sustentado a partir de vibrações e de frequências. Sejam elas elevadas ou baixas. Na prática, o que você emitir frequencialmente vai entrar em ressonância ou em fase com ondas de frequências de mesma amplitude, similaridades e padrões.

A partir disso, duas ondas (campo pessoal e eletromagnético + campo inconsciente do Universo) se entrelaçam quanticamente, se unem e formam o que a ciência quântica chama de colapso de função de onda para formar a realidade, o desejo ou a solução para qualquer situação. E nós já falamos sobre ela no início dos dez procedimentos, lembra? Só que aqui foi explicada de uma outra maneira.

Essa é a base da formação da matéria física e dos campos de influência morfogenéticos no Universo, ou seja, a união das ondas frequenciais formam hologramas e matérias, com densidade, dimensão e efeitos físicos.

Melatonina no cérebro

A melatonina tem impacto direto nos ciclos circadianos do sono. Formada dentro da glândula pineal, é um hormônio cuja liberação ocorre somente à noite, na indução do sono. O interessante é que os áudios de reprogramação da **Técnica Elixir Face Sleep®** estão modulados para estimular também a produção de melatonina nos primeiros trinta minutos iniciais das sessões do inconsciente.

A melatonina é fundamental para o sucesso na reprogramação da mente e na influência que a terapia exerce na alteração da programação retida no inconsciente, pois sua produção tem capacidade de regular os demais hormônios, as funções endócrinas no corpo e promover o equilíbrio da mente e do organismo enquanto a pessoa ainda dorme.

A produção de melatonina, estimulada pelos áudios de reprogramação, também ajuda o corpo a regular todo o ciclo circadiano do sono. Ou seja, a manter o processo natural das cinco fases, desde o sono leve, intermediário, não REM e REM.

---

[21] A teoria dos vinte e um dias para programação de um novo hábito é defendida pelo Dr. Maxwell Maltz, autor de **Psicocibernética**, e por Charles Duhhig, autor de **O poder do hábito**.

Isso ajuda no bom funcionamento e na equalização das ondas cerebrais em cada momento de toda a noite de sono. E é fundamental para o sucesso dos áudios e para a reprogramação do inconsciente. A melatonina ajuda no equilíbrio completo do metabolismo e no funcionamento dos órgãos, regula os batimentos cardíacos e a frequência exata do cérebro para cada fase do sono.

Ela é vital para mudar a plasticidade da mente, principalmente quando já está com a nova programação inserida e para criar um efeito chamado de coerência harmônica cardíaca, que é quando as ondas do coração e do cérebro entram em fase no mesmo ritmo.

Isso, na prática, significa que a programação inconsciente responde com sucesso e de modo coeso a partir da inserção dos novos conteúdos da reprogramação mental do rejuvenescimento. Coração e mente ficam em fase para receber novas programações e ampliar o poder de manifestação da realidade desejada.

Tudo equalizado, na mesma sintonia e frequência de poder.

Neuroplasticidade do cérebro e a mudança comportamental

Toda cocriação ou manifestação da realidade acontece dessa forma: ao mudar a programação emocional inconsciente, você altera o senso de percepção e de vibração. Alterando a vibração, você muda os fatos e os eventos correspondentes à mesma energia, frequência e vibração que emanar ao Universo.

Quando você dorme, a mente inconsciente está aberta a receber novos programas ao reduzir os ciclos de onda cerebral e sair do modo analítico da mente consciente. O processo é muito poderoso e atesta essa capacidade subjetiva do ser humano de mudar a forma do cérebro, as trilhas neurais, o modo de pensar, sentir as emoções e vibrar enquanto dorme.

Muitos experimentos de Hipnose, Neurologia, Neurociência, Neurogênese, Epigenética e Física Quântica revelam que existe a plasticidade do cérebro, ou seja, o cérebro muda a partir da mudança de percepção, desenvolvendo novos aprendizados repetidos e com a reprogramação celular.

Ao contrário do que se acreditava, o cérebro nunca para de aprender, ele sempre se renova. E o que comanda esse processo é a consciência, ou seja, você, eu e cada um de nós. A revista *Exame* publicou uma matéria completa sobre os estudos pioneiros e os avanços da neurociência para compreender à neuroplasticidade do cérebro, conduzidos pelo pesquisador e professor estadunidense Michael Merzenich, na década de 1960. O cientista defendia a ideia de que o cérebro nunca para de aprender e de que é possível criar novos circuitos e conexões neuronais ao longo de toda a vida, a partir de estímulos e novas experiências.

> *O pesquisador realizou diversos experimentos que comprovaram sua teoria sobre a neuroplasticidade e as mudanças funcionais da mente humana como consequência.*
>
> *Nas décadas de 1970 e 1980, por meio de experimentos com animais, Merzenich demonstrou que os circuitos neuronais e as sinapses se modificam rapidamente de acordo com a atividade praticada. Em um dos ensaios, rearranjou os nervos na mão de um macaco e observou que as células do córtex sensorial do animal rapidamente se reorganizaram para criar um novo mapa mental daquele membro.*[22]

Nos últimos anos, o pesquisador também analisou o poder dos exercícios mentais e intelectuais na modelagem das funções do cérebro. O objetivo é estimular pacientes a recuperar habilidades motoras e mentais perdidas por doenças degenerativas, lesões ou mesmo envelhecimento. Michael Merzenich já publicou mais de 150 artigos científicos sobre o tema em diferentes e conceituadas publicações no mundo.

Em uma visita ao Brasil, o pesquisador confirmou, em entrevista à Agência Fapesp, que, com base em suas pesquisas e comprovações, o cérebro é, de fato, capaz de mudar e criar novas experiências neuroassociativas.

> *O cérebro foi construído para mudar de acordo com as experiências vivenciadas e a forma como é usado. A esse processo contínuo chamamos de neuroplasticidade. Quando trabalhamos para aprimorar uma habilidade, ocorre uma mudança na "fiação cerebral" (nas sinapses ou conexões neuronais), ou seja, são selecionadas as conexões que dão suporte ao comportamento ou à habilidade que estamos desenvolvendo.*[23]

Autossugestões funcionam enquanto dormimos

O poder da autossugestão insere novas programações na Mente Inconsciente, mudando os resultados no lado externo. Ou seja, para mudar a percepção, o processo cognitivo emocional, a forma de pensar, ser e agir, você precisa autossugestionar.

---

[22] TOLEDO, K. Cérebro muda de acordo como é usado, diz neurocientista. **Exame**, 29 abr. 2016. Disponível em: https://exame.com/ciencia/cerebro-muda-de-acordo-como-e-usado-diz-neurocientista/. Acesso em: 16 jun. 2023.
[23] TOLEDO, K. Cérebro em alta performance. **Agência Fapesp**, 28 abr. 2016. Disponível em: https://agencia.fapesp.br/cerebro-em-alta-performance/23099. Acesso em: 17 ago. 2023.

GENE DA JUVENTUDE

A autossugestão é uma técnica psicológica e também apropriada na psicanálise. Com a ajuda de frequências equalizadas com o campo do inconsciente, ela tem muito mais eficiência e resultados ainda mais expressivos na mudança cognitiva de mentalidade e no processo de cocriação também. Ela se apoia na mudança de crenças limitantes para crenças fortalecedoras com a repetição contínua de palavras de autoafirmação. A ideia central é que qualquer pessoa pode influencia a mente e convencer a si mesma, com o uso de palavras e de comandos sobre o poder pessoal.

A autossugestão é um dos recursos associados com os áudios de reprogramação. A aplicação dessa ferramenta busca ainda uma maior aproximação ao nível mais profundo do inconsciente e também influenciar a base dos chamados pensamentos dominantes da consciência.

O processo leva em consideração os estudos da física quântica que indicam duas coisas: nós sintonizamos e espelhados no mundo de fora, tudo aquilo que nutrimos no mundo interno. Ou seja, pensamentos, emoções, sentimentos e percepções.

Por isso, o objetivo com a autossugestão durante o sono profundo, quando o inconsciente está livre e aberto, é influenciar todo o conteúdo depositado na mente inconsciente, mudar a programação e mudar a composição dos pensamentos dominantes.

Nos áudios, a autossugestão é sustentada por comandos e repetições estratégicas. Esses comandos são incorporados e modulados em frequências compatíveis com as faixas de onda cerebral do inconsciente. Por isso, os resultados são mais efetivos e eficientes.

A autossugestão pode levar ainda a um estado mental de atenção plena na mudança de perspectiva. Ou seja, com ela, inserida de modo subjetivo e subliminar nos áudios de reprogramação, você pode conseguir acionar todos os sentidos humanos e as faculdades mentais no mesmo objetivo: reprogramar a mente inconsciente para o sucesso e para a prosperidade em todas as esferas.

Por isso, na minha **Técnica Elixir Face Sleep®** é possível aprender como deixar sua mente mais suscetível, para dormir bem, atingir o sono REM e reprogramar o seu inconsciente e alcançar um corpo e um rosto jovem. E agora você vai poder experienciar por si, acessando um áudio da técnica, que deixei no QR Code abaixo.

APONTE A CÂMERA DO CELULAR PARA ACESSAR O QR CODE AO LADO.

"

O cérebro nunca para de aprender, ele sempre se renova.

#7 Procedimento estético – Holonowave face

O tratamento Holonowave Face é uma técnica de radiofrequência bipolar e tripolar. Consiste em produzir, em curtos períodos, um aquecimento controlado por baixo da pele. Essa energia aplicada na área estética resulta em uma "lesão" térmica controlada na derme, estimulando a produção de um maior número de fibras de colágeno e elastina.

O diferencial desse tratamento é a associação da radiofrequência e da endermologia com pressão pneumática, o que potencializa sua ação. A combinação dessas técnicas promove um aquecimento mais intenso, vasodilatação, oxigenação e nutrição do tecido tratado.

Passo a passo Holonowave Face

Passo 1: visualize a sua pele sendo limpa e preparada para receber o tratamento. Sinta a profissional removendo a maquiagem, impurezas e resíduos, garantindo que a superfície esteja livre de obstruções;

Passo 2: perceba a profissional utilizado o equipamento para aplicar a radiofrequência bipolar e tripolar na área tratada;

Passo 3: visualize a profissional deslizando o aplicador sobre a sua pele, emitindo a energia controlada. Veja que a temperatura é ajustada de acordo com sua tolerância e conforto;

Passo 4: ouça a profissional explicando que a radiofrequência estimula a produção de colágeno e elastina, melhorando a firmeza e a qualidade da sua pele;

Passo 5: visualize que, após a aplicação da radiofrequência, a profissional associa o Holonowave Face com a endermologia com pressão pneumática, promovendo a drenagem linfática e melhorando a circulação sanguínea;

Passo 6: ao final do procedimento, visualize a profissional aplicando produtos calmantes na sua pele;

Passo 7: além disso, ouça as instruções sobre os cuidados pós-tratamento, como a aplicação de protetor solar e a recomendação de evitar exposição solar intensa.

Esse tratamento pode ser feito em uma única aplicação. Se você sentir necessidade, repita-o após 45 dias.

Agora chegou a hora de avançar para o oitavo dos 10 Princípios do Rejuvenescimento Consciente e da Cocriação da Realidade, e o próximo é o Segredo do Rejuvenescimento.

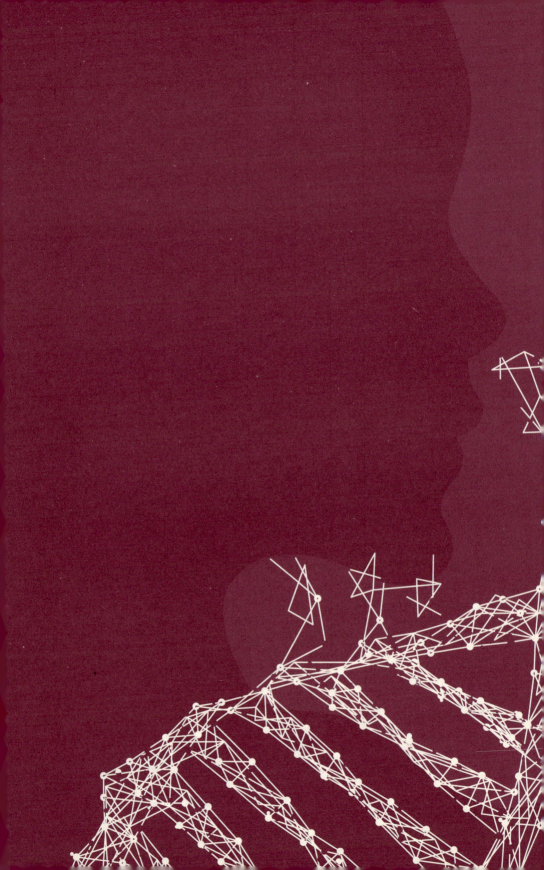

PRINCÍPIO 8

O segredo do rejuvenescimento

No núcleo das células estão os cromossomos, são moléculas de DNA condensadas que contêm todo o código genético herdado dos seus pais.

As extremidades de cada cromossomo possuem um revestimento proteico super-resistente, uma espécie de "capinha protetora" que evita que o material genético se desenrole, elas são justamente os telômeros.

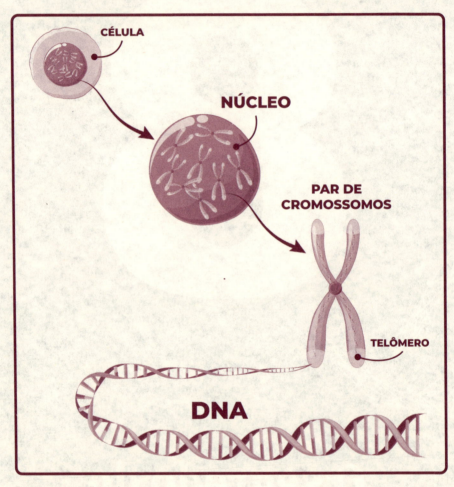

Figura meramente ilustrativa

Os telômeros não estão representados em escala, pois seria impossível representar em um desenho didático, uma vez que eles são menos de um décimo de milésimo (0,000001) do DNA total de nossas células. Apesar de extremamente pequenos, os telômeros possuem uma importância vital para a estrutura dos cromossomos.

A cada divisão celular, os telômeros se desgastam e sofrem um processo de encurtamento, um dos principais fatores que determina a velocidade na qual as células envelhecem e morrem. Veja na ilustração abaixo o processo de encurtamento dos telômeros:

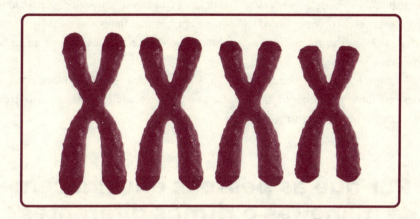

Em uma metáfora, os telômeros são como aquelas proteções plastificadas que ficam nas pontinhas dos cadarços dos tênis, chamadas de "agulhetas", que têm a função de impedir que fiquem esfiapados, aumentando sua durabilidade.

Os telômeros são medidos em unidades de DNA denominadas de "pares de bases". Tal como as agulhetas dos cadarços tendem a se desgastar com o tempo e em conformidade com os cuidados que se tem para a conservação do calçado, os telômeros também tendem a se desgastar e encurtar.

Em regra, um bebê recém-nascido, por exemplo, possui cerca de 10 mil pares de bases em seu DNA, um adulto de 35 anos possui cerca de 7.500 pares de bases; e em um adulto de 65 anos, o número cai para 4.800 pares de bases. Devido a esse encurtamento, as células param de se dividir completamente e, assim, começam a aparecer as chamadas "doenças da idade".

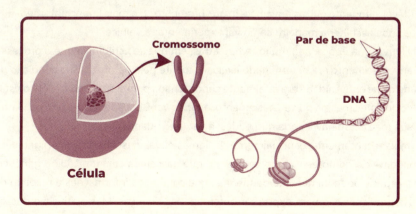

Sabemos que o envelhecimento e a morte são certos e inevitáveis – até agora, pelo menos –, contudo, podemos fazer escolhas sobre o modo como envelhecemos e vivemos até nosso último dia de vida.

A ciência dos telômeros oferece uma nova perspectiva a respeito do envelhecimento humano e pode ajudar a evitar doenças e aumentar a longevidade, com saúde e bem-estar. O encurtamento dos telômeros é um fato, mas também é cientificamente comprovado que as minúsculas extremidades de nossos cromossomos podem se regenerar e se alongar.

E esse é o "segredo dos telômeros" que torna o processo de envelhecimento altamente dinâmico, podendo ser acelerado ou desacelerado e, em alguns aspectos, até mesmo interrompido e revertido.

Por que as pessoas envelhecem de maneiras e ritmos diferentes?

Basicamente, nós envelhecemos porque nossas células envelhecem e se tornam disfuncionais à medida que, progressivamente, o DNA vai sendo danificado devido ao processo de encurtamento dos telômeros. Apesar de existirem outros fatores, esse é considerado o que mais contribui para o envelhecimento e aparecimento de doenças.

Mas, se o envelhecimento é um processo biológico tido como natural, por que ele ocorre de maneira, ritmo e velocidade diferentes em cada pessoa? Por que existem pessoas de 50 anos com saúde e aparência de 70 anos e vice-versa?

Por que algumas pessoas chegam aos 70, 80, 90 anos cheias de saúde e vitalidade, enquanto outras atingem essas idades com doenças e limitações, além de outras tantas que morrem antes de alcançar os 60 ou 70 anos?

Por que algumas pessoas parecem ser "premiadas" com uma vida longa, feliz e saudável, enquanto outras envelhecem no sofrimento? E o mais importante: será que você pode escolher a maneira como vai experimentar a velhice?

Houve uma época, não muito tempo atrás, em que se acreditava que o processo de envelhecimento era determinado exclusivamente pela natureza. Sua condição de saúde ou de enfermidade era fatalmente condicionada pelo seu código genético estabelecido antes mesmo do seu nascimento, quando você era apenas um feto no ventre de sua mãe e não havia nada que pudesse ser feito quanto a isso.

Mais recentemente, especialmente devido às novas descobertas da Epigenética, expandiu-se a compreensão no sentido de que nascemos com um código genético, uma espécie de "configuração de fábrica", que contém as informações a respeito de nossa predisposição para expressar determinadas doenças. Mas a ativação dessas informações genéticas não é obrigatória. Uma pessoa pode, por exemplo, nascer com o gene da predisposição para o câncer, mas nunca expressar a materialização da doença.

Apesar de termos essa configuração original, nossa vida, saúde, vitalidade e longevidade é moldada pelo modo como vivemos. Para o bem ou para o mal, já nascemos com o futuro codificado em nossos cromossomos, contudo, nossos hábitos são mais relevantes que as informações do nosso código genético.

A conclusão é de que o ritmo de envelhecimento e a longevidade, saudável ou não, são determinados por uma combinação complexa entre elementos genéticos, elementos do meio ambiente, estilo de vida, relacionamentos, hábitos e, sobretudo, a maneira como cada pessoa interpreta e reage às experiências que tem na vida.

Basicamente, você nasce com um determinado conjunto de genes e o modo como você vive e processa suas experiências vai determinar quais genes do seu conjunto genético serão ativados ou desativados. Assim, envelhecer não tem que ser, necessariamente, uma jornada rumo à enfermidade e à decadência.

Uma outra curiosidade surpreendente sobre os telômeros é que eles não apenas executam os comandos emitidos por seu código genético, eles também são capazes de executar as instruções que você deflagra. Literalmente, seus telômeros estão ouvindo você!

E é o seu estilo de vida – sua alimentação, hábitos, atividade física, nível de estresse, reações emocionais, crenças e tantos outros fatores – que comunica aos seus telômeros a informação para acelerar ou desacelerar o processo de envelhecimento celular. Portanto, se você deseja se manter saudável e jovem por muito tempo, precisa fazer sua parte para promover uma renovação saudável e funcional das suas células.

Mas agora vou apresentar a você o oitavo procedimento estético. Já estamos perto do fim. Então, aproveite!

#8 Procedimento estético – HoloLuz Pulsada Intensa

A HoloLuz Pulsada Intensa é um procedimento estético que utiliza um aparelho especializado para tratar diversas condições da pele, como manchas solares, marcas de envelhecimento, sardas e rosácea. Através da emissão de flashes de luz, essa tecnologia age diretamente nos pigmentos presentes na pele, promovendo uma melhora na textura e aparência.

Para atenuar manchas, o tratamento funciona aquecendo os pigmentos de melanina na pele, o que resulta na coagulação do tecido. Isso estimula o organismo a renovar a área tratada, resultando em uma pele mais clara e com menos sinais indesejados.

Além de clarear manchas, a HoloLuz Pulsada Intensa também pode ser utilizada para tratar poros abertos. Através da sua ação nos vasos sanguíneos abaixo da superfície da pele, essa tecnologia auxilia na contração dos poros, proporcionando uma aparência menos oleosa e melhorando a textura da pele.

A HoloLuz Pulsada Intensa também é indicada para o tratamento da poiquilodermia, uma condição que afeta a pele do rosto, pescoço e colo, caracterizada por atrofia, vasos dilatados e manchas avermelhadas ou escuras. Essa tecnologia trata a dilatação dos vasos sanguíneos e clareia as manchas causadas pela hiperpigmentação da pele. É importante ressaltar que o uso de filtro solar é essencial para evitar o surgimento de novas marcas na pele.

Também pode ser aplicada em diversas regiões do corpo, como face, axilas, virilha, pernas, colo e mãos, para tratar diferentes condições. Entre os tratamentos mais comuns estão o clareamento de manchas, a redução de cicatrizes de acne, o fechamento de poros dilatados, o tratamento da rosácea, a melhora dos vasinhos faciais e a redução de rugas finas.

Em resumo, a HoloLuz Pulsada Intensa é uma tecnologia versátil e eficaz para o tratamento de diversas condições da pele, proporcionando resultados visíveis e uma aparência mais saudável e rejuvenescida.

Passo a passo HoloLuz Pulsada Intensa

Passo 1: visualize a sua pele sendo limpa. Logo depois, a aplicação de um gel para resfriar a área a ser tratada, proporcionando maior conforto durante o procedimento;

Passo 2: perceba que a profissional fornece a você um óculos de proteção para evitar a exposição ocular aos flashes de luz;

Passo 3: visualize a profissional utilizando o equipamento de HoloLuz Pulsada Intensa para emitir pulsos de luz controlados na área tratada;

Passo 4: perceba que o aparelho está sendo ajustado de acordo com o seu tipo de pele, condição a ser tratada e intensidade desejada;

Passo 5: sinta que durante a aplicação da HoloLuz Pulsada há uma sensação de calor na pele e que o desconforto é tolerável e temporário;

Passo 6: após cada pulso de luz, visualize a profissional resfriando a área tratada com um dispositivo especial;

Passo 7: após o procedimento, ouça as orientações de cuidados pós-tratamento, como evitar a exposição solar intensa, aplicar protetor solar regularmente e evitar o uso de produtos que causem irritação na pele.

Esse tratamento pode ser feito em uma única aplicação. Se você sentir necessidade, repita-o após 45 dias.

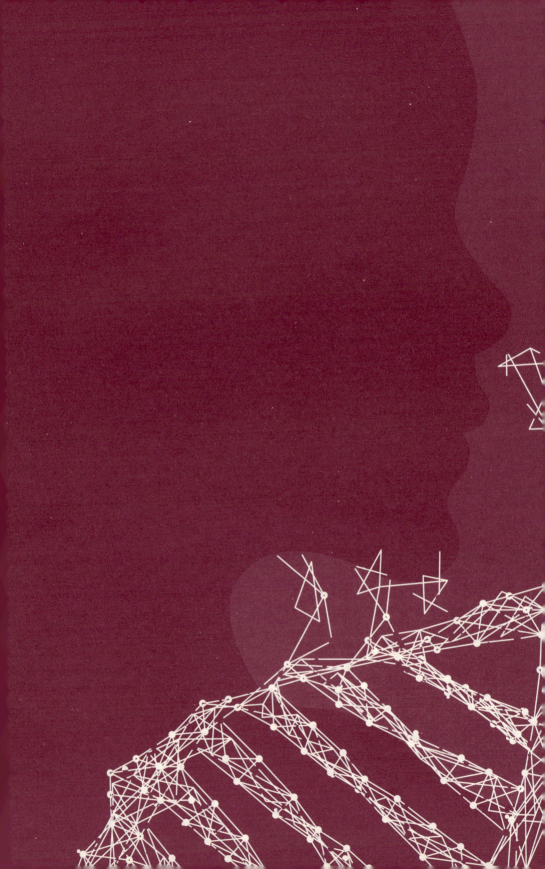

PRINCÍPIO

9

Energia vital para rejuvenescer

Nós somos luz, fótons, energia, frequência e vibração! Temos um corpo de luz, o mesmo corpo luminoso citado na Bíblia Sagrada, também compreendido como a nossa aura, que tem uma frequência e um campo eletromagnético com características muito específicas.

Mas esse campo não se limita ao corpo físico. A vibração luminosa se expande para o Universo e outras dimensões. A influência desses canais de energia vital para alcançar o rejuvenescimento são muito importantes, pois estamos cercados por esse campo energético. É parecido com a luminosidade emanada por uma lâmpada, mas muito mais forte. Por isso mesmo, possui frequência e vibração específicas.

A Bíblia mesmo fala do corpo luminoso de Cristo, de seu rosto transfigurado em pura luz diante de alguns de seus discípulos. Muitos sensitivos conseguem visualizá-la, mas a maioria das pessoas apenas percebe ou sente a existência dela.

> *A aura é o invólucro energético que envolve nosso corpo [...] ela é composta de inúmeras camadas, sendo algumas perceptíveis na forma de pontos coloridos. Durante muito tempo, nós nos perguntamos se a aura existia de fato [...] Graças a Seymon Kirlian[24] é possível agora ver algumas cores da aura com o uso da fotografia. É um procedimento bastante complexo, que torna legítimo o estudo da aura assim como a relação das cores com nosso estado de saúde física e psíquica.*[25]

Acontece que todos nós temos um campo quântico de energia e, na maioria das vezes, esse corpo energético se entrelaça quanticamente com outros. Há, nesse instante, uma verdadeira fusão dos campos pessoais e energéticos. Quando um grupo grande de pessoas promove tal interação, eu costumo chamar de egrégora energética.

O mais intrigante é que as egrégoras acontecem mesmo à distância, quando as pessoas estão em locais totalmente diferentes e separados. Basta um pensamento, uma sensação ou sentimento, e pronto, as energias se fundem, formam a amálgama, essa incrível mistura de energias, frequências e vibrações.

Mas, afinal, por que isso é possível?

Simplesmente pelo fato de estarmos mergulhados no mesmo mar de energia, como explicado detalhadamente no Princípio 6. Quanticamente falando, nada está separado ou dissociado no Universo. O Princípio da Complementariedade atesta isso. O que une ou separa as pessoas é apenas o estado de frequência e vibração. Portanto, quando estamos atentos a um mesmo assunto ou sintonia, naturalmente ingressamos

---

[24] Falamos sobre as fotografias Kirlian no Princípio 5, recorda?
[25] MILLER, J. P. **O livro dos chakras, da energia e dos corpos sutis**: uma nova visão das tradições antigas e modernas sobre os nossos centros de energia. São Paulo: Pensamento, 2015.

na mesma egrégora energética de pensamentos, sentimentos e objetivos em comum. É uma explicação científica e totalmente razoável, com certeza. Pura lógica, aliás!

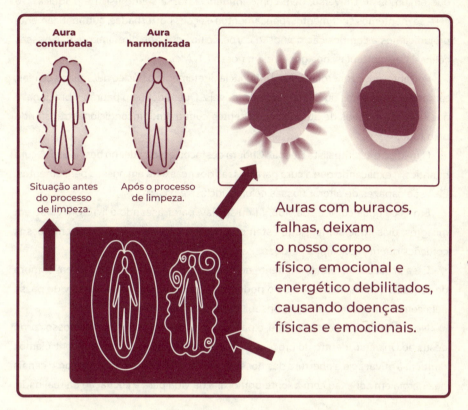

Para efeito comparativo, quantas vezes você ouviu alguém falar algo como "determinada pessoa tem uma aura limpinha, transparente, cristalina", ou ainda "fulano está com a aura carregada, pesada, densa"?

Na verdade, o que se observa ou percebe nesses casos nada mais é do que o padrão vibracional e energético de cada pessoa, também conhecido como corpo etérico, ou o campo elétrico que há em volta de alguém, mais precisamente.

Holochakra®

Os Holochakras® são pequenos canais de circulação de energia. Esses microtubos formam uma espécie de trama interior e na superfície do nosso campo eletromagnético, transmitindo energia às células do nosso corpo.

127

É importante compreender que o nosso campo pessoal e vibracional de energia interfere nos acontecimentos externos da nossa vida através do padrão vibracional que emitimos ao Universo, bem como influencia nossa saúde física e psíquica. Ou seja, se mantemos sentimentos, pensamentos e ações perturbadas, automaticamente prejudicamos a composição do nosso corpo de luz, que age diretamente nas nossas células, nas moléculas, nos genes e em nosso DNA.

Portanto, nossa energia pessoal influencia diretamente o núcleo das nossas células, tornando-as doentes ou plenamente saudáveis. Quem define o padrão vibracional é apenas você, através de atitudes condizentes com o amor incondicional transferido pelo **todo**.

O médico e espiritualista Deepak Chopra destacou esse poder no best-seller A cura quântica,[26] explicando que a cura para nossas doenças está em nossos pensamentos. Eles são capazes de alterar nossas células, inclusive o DNA.

Em Você pode curar a sua vida,[27] Louise Hay, parafraseando o livro Um curso em milagres, disse que sempre que estamos doentes, precisamos procurar em nossos corações quem precisamos perdoar.

Essa prática interfere diretamente no padrão das energias pessoais, sem sombra de dúvidas. O mais incrível é que o poder para transformar toda a nossa vida passa pela compreensão de que a responsabilidade é sempre nossa.

Nós controlamos nossa energia, o padrão e a frequência emitida pelo nosso corpo de luz ao Universo, dentro do processo de colapso de função de onda. E controlamos também a ativação e a abertura dos nossos chakras vitais para operarem como canais de energia em conexão com a fonte primordial da vida para a cocriação da realidade.

Chakras

Vamos pensar em vários pontos luminosos pelo corpo. Ou melhor, em canais por onde chega, passa e percorre a energia do Universo. Esses canais de energia, também conhecidos como chakras, têm a função de receber, regular, retransmitir e fazer circular a energia primária do **absoluto infinito** por todos os nossos órgãos, células, moléculas e corpos sutis da consciência.

Aqui, eu me refiro exclusivamente aos 7 chakras elementares, impressos holograficamente no corpo físico. Eles não são físicos e não estão associados materialmente ao plano terreno. Estão em profunda conexão com a existência humana e influenciam

---

[26] CHOPRA, D. **A cura quântica**. Rio de Janeiro: BestSeller, 2013.
[27] HAY, L. L. **Você pode curar sua vida**. Rio de Janeiro: BestSeller, 2018.

a vida e a cocriação da realidade. Mas vou explicar detalhadamente esse conteúdo, mais adiante.

Agora, voltando à compreensão dos 7 chakras elementares, qual é a finalidade desse mecanismo natural ou sistema vital? Certamente, manter a sua vida, nutri-la com o amor divino e a energia suprema da criação para que você possa se manifestar nesta dimensão.

Então, a energia que se conecta aos chakras e se espalha por cada um dos seres pode ser comparada ao fôlego divino que permite a plena existência. Mas, além de alimentar a vida ao permitir a passagem da energia divina por cada ser, os chakras elementares se conectam aos demais corpos de manifestação da consciência neste plano e em outras dimensões.

Esses corpos que permitem coexistir em uma realidade multidimensional estão integrados à personalidade quântica de cada ser, como espectros vibracionais de energia do Criador.

Joshua Stone confirma a existência desses elementos ou corpos da consciência e os descreve, com maestria, no incrível livro *Psicologia da alma*:[28]

> *Assim como há sete dimensões da realidade, há também sete corpos em torno de cada forma física, cada um correspondendo a uma dimensão da realidade. Você tem os corpos físico, etérico, astral, mental, da alma ou causal, búdico e átimo. Há outros corpos além desses níveis, que denomino corpos celestiais, mas esses superam nosso entendimento no atual nível de evolução.*

Essencialmente, esta é a função primária dos 7 chakras elementares: absorver e permitir o fluxo de energia do Universo, bem como gerenciar a energia vital que se integra à consciência como um todo, como um ser em plenitude, de pura luz e perfeição.

Alguns autores, como Joan P. Miller, consideram o chakra como "um ponto de encontro de canais de energia psíquica, uma intersecção de níveis convergentes".[29]

"Mas o que isso significa, Elainne?"

Significa que você tem, por toda a sua estrutura física, biológica, energética e espiritual, vórtices de energia e de pura luz. Esses pontos mantêm uma profunda conexão elétrica e magnética com o Universo. De modo análogo, existem fios invisíveis de energia acoplados através de pontos vibrantes entre você, seus corpos de manifestação e a Matriz Holográfica®.

Isso é absolutamente incrível!

---

[28] STONE, J. D. **Psicologia da alma**: chaves para a ascensão. São Paulo: Pensamento, 1999. p. 196.
[29] MILLER, J. P. **O livro dos chakras, da energia e dos corpos sutis**. São Paulo: Pensamento, 2015. p. 25.

Saindo da matrix

Sabe o filme Matrix, quando o personagem central Neo se conecta direto com o computador através de um cabo de energia? Ou seja, com a Matrix ilusória da vida? A conexão existe através de um dos chakras do corpo humano – naquele caso, da nuca. Esse chakra, especificamente, não aparece na lista convencional dos 7 principais centros de energia do corpo, porém, é também reconhecido por algumas novas ciências e em filosofias antigas como nucochakra.

Da mesma maneira, você tem vários pontos espalhados pelo corpo e eles têm essa conexão com a Fonte. Ou seja, com o Universo e, naturalmente, com os acontecimentos cotidianos da vida, propriamente. De acordo com os princípios da Física Quântica, não existe distância, tempo e nem espaço que impeça a ligação entre você, seu campo quântico de energia e o Universo. Segundo a teoria do emaranhamento atômico ou da simetria, as partículas mantêm essa conexão permanente, instantânea e eterna, mesmo a milhões de anos luz de distância.

Essa engrenagem do Universo é fantástica, não é mesmo?

Você está, definitivamente, em um oceano quântico, mergulhado na energia primordial da vida e de todo o Universo. A Mente de Deus opera de maneira absoluta e perfeita. Sair da Matrix significa enxergar, ter consciência da existência dessa imersão ao oceano, entender que tudo que está acontecendo do lado de fora foi, na verdade, criado dentro de você.

Quando você se desconecta de crenças do seu passado que não fortalecem o seu desempenho em alcançar o rejuvenescimento do seu corpo e face, age como Neo, se desconectando do programa instalado na sua nuca.

Sair da Matrix é reconhecer que tudo em que você acredita como verdade pode não ser toda a realidade que imaginava. Todo esse conhecimento, sem dúvida alguma, também mudou a minha vida em todos os aspectos e direções. Isso porque eu compreendi que somos uma coisa só, pertencemos à mesma teia da vida e que as minhas energias, compactadas na malha do meu Holochakra®, também influenciam a existência e os acontecimentos das outras pessoas.

Isso acontece porque o meu campo eletromagnético entra em ressonância com frequências, vibrações e energias similares. Lembra disso, né?

Igual atrai igual. Semelhante atrai semelhante. E estou falando, nesse caso, puramente de vibração. Portanto, isso também tem tudo a ver com a frequência e a vibração emitida por cada um dos seus chakras e pelo seu corpo unificado por esses canais de energia. Ou seja, pelos chakras elementares.

Disco de rotação

A compreensão sobre os chakras pode ser explicada na tradução do próprio termo. O nome define muito bem o significado e a sabedoria divina da palavra. Segundo Joan P. Miller, em sânscrito a palavra chakra significa "roda" ou, mais precisamente, "disco em rotação".

Em *Psicologia da alma*,[30] Joshua Stone cita Djwhal Khul para definir o que são os chakras e quais as suas distintas propriedades. Veja o que diz Stone: "Os chakras funcionam como órgãos distribuidores e baterias elétricas, proporcionando força dinâmica e energia qualitativa ao homem".

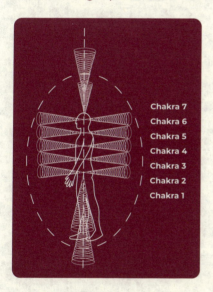

Eu gosto de comparar os chakras com cones ou tubos de energia que interagem entre si e com o Universo. Essa interconexão provoca uma intensa e espontânea corrente de energia. E isso é fabuloso!

Você é uma consciência individualizada de Deus, uma emancipação do amor do Criador, uma subestação de energia. E o melhor: existe uma rede de energia conectada através dos seus chakras.

Eles, os chakras, são como pontes de conexão de eletricidade divina. Mas o mais importante aqui é você compreender a relação dos chakras com o seu rejuvenescimento. Ou seja, o que e como eles interferem em todos os acontecimentos pertinentes à jovialidade, ao envelhecimento e ao que você pensa sobre si mesma.

Isso faz muito sentido, porque o seu campo eletromagnético, o Holochakra®, entra em fase com energias de mesma frequência e vibração quântica. O seu campo quântico de energia, formado pelo conjunto de chakras, tem ressonância vibracional com a realidade.

---

[30] STONE, J. *op. cit.* p. 204.

#9 Procedimento estético – HoloMicrodermoabrasão

A HoloMicrodermoabrasão é uma técnica estética moderna e segura utilizada para rejuvenescimento facial e correção de imperfeições na pele. Essa técnica pode ser aplicada em todos os tipos de pele e promove a melhora de manchas superficiais e rugas finas, deixando a pele com uma aparência mais macia, suave e rejuvenescida.

O procedimento é realizado por meio de um aparelho que utiliza cristais ou uma ponteira de diamante para realizar uma esfoliação suave na camada mais superficial da pele. Essa esfoliação remove as células mortas, estimula a regeneração celular e promove a produção de colágeno, que é responsável pela firmeza e elasticidade da pele.

Uma das vantagens da HoloMicrodermoabrasão é que o procedimento é não invasivo e praticamente indolor. Além disso, não requer um tempo de recuperação significativo, permitindo que você retome suas atividades diárias logo após a sessão.

Seus benefícios vão além do rejuvenescimento facial. Ela também pode ser utilizada para tratar cicatrizes de acne, poros dilatados, estrias, hiperpigmentação e irregularidades na textura da pele. A remoção das células mortas e o estímulo à renovação celular ajudam a uniformizar a pele e a melhorar sua aparência geral.

Passo a passo HoloMicrodermoabrasão

Passo 1: visualize a profissional fazendo uma limpeza profunda na sua pele, removendo impurezas, maquiagem e resíduos de produtos cosméticos;

Passo 2: em seguida, a sua pele sendo preparada para o procedimento. Sinta a profissional aplicar um tônico facial para equilibrar o pH da pele e protegendo áreas sensíveis, como os lábios e os olhos, com uma camada de gel;

Passo 3: visualize a profissional utilizando o aparelho de HoloMicrodermoabrasão que possui uma ponteira com cristais;

Passo 4: sinta essa ponteira sendo delicadamente deslizada sobre a sua pele;

Passo 5: perceba que durante o deslizamento da ponteira, os cristais esfoliam suavemente a camada superficial da pele, removendo as células mortas e promovendo a renovação celular;

Passo 6: sinta que, ao mesmo tempo, o aparelho utiliza uma sucção suave para aspirar as células mortas e os resíduos, mantendo a pele limpa durante o procedimento;

Passo 7: após a conclusão da HoloMicrodermoabrasão, visualize sua pele sendo hidratada e acalmada com a aplicação de um produto para tal fim.

Esse tratamento pode ser feito em uma única aplicação. Se você sentir necessidade, repita-o após 45 dias.

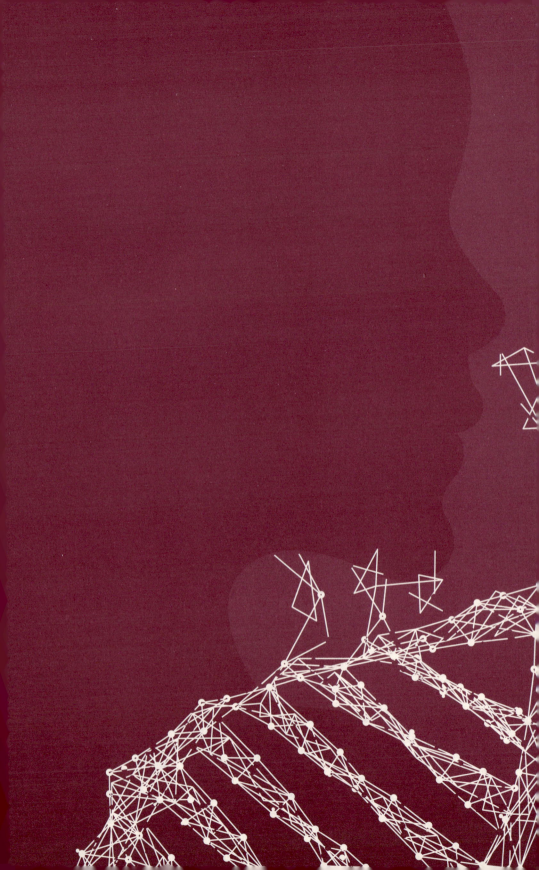

PRINCÍPIO 10

Além do tempo, sem envelhecer

GENE DA JUVENTUDE

E enfim chegamos ao décimo e último Princípio do Rejuvenescimento Consciente e da Cocriação da Realidade, projeto criado para explicar o poder que existe dentro de cada um de nós para alterar o Gene da Juventude® e Holo Cocriar uma vida mais prolongada.

Em nosso dia a dia percebemos o tempo com um fluxo contínuo, mas pode ser útil pensar no tempo como fotografias ou momentos.

Veja bem, você já deve ter visto um folioscópio. Eles são como um filme passando, mas, na verdade, eles são um bloco de papel que, ao folhear, você consegue ver um desenho em movimento.

Vamos imaginar que o desenrolar de nossas vidas seja exatamente assim, dividido em momentos desenhados em cada página e, com o passar do tempo (a ação de folhear), temos um movimento. Podemos imaginar cada evento como um desdobramento de momento a momento e assim por diante. Se imaginarmos esses momentos enfileirados, é como se cada um deles, em todo o Universo, pudesse ver cada um dos eventos que já aconteceram ou vão acontecer.

Pensar no espaço-tempo dessa forma levou Einstein a derrubar a nossa visão cotidiana de passado, presente e futuro. É como você imaginar que agora está acontecendo milhares de eventos, tanto na sua casa, como em Paris, como na casa do seu vizinho... sempre, momento após momento. Diversas coisas estão acontecendo agora, isso é o senso comum, mas Einstein mostrou que curiosamente quando você leva o movimento em consideração essa ideia do senso comum sobre o tempo vai por água abaixo.

Para entender melhor, imagine o tempo como um pão. Einstein percebeu que assim como há várias maneiras de cortar o pão em fatias, existem diferentes modos de se cortar o espaço-tempo em fatias. Isso porque o movimento afeta a passagem do tempo, e alguém que está se movendo tem uma percepção diferente do que está acontecendo agora, do que alguém parado. Então ele vai cortar o pão de diferentes formas, e as fatias serão cortadas em ângulos diferentes.

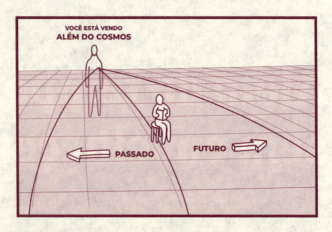

As suas fatias de tempo não serão paralelas às fatias de tempo de outra pessoa. Por exemplo, imagine um alienígena em uma galáxia há 10 bilhões de anos-luz da Terra, e você aqui, parada, lendo um livro. Se vocês dois estão parados, estarão em uma mesma fatia. Porque o único movimento é do tempo e ele está correndo igualmente para ambos. Contudo, se o alienígena sobe em uma nave espacial e se move na direção oposta da Terra, seus relógios estarão desalinhados, já que o movimento fará com que o tempo passe mais rápido para você. E se os relógios não coincidem mais, as fatias são diferentes.

A fatia do alienígena vai cortar o pão em direção ao passado. Como o alienígena está se movendo em ritmo de passeio, a diferença é minúscula em relação ao passado. Mas em distâncias maiores, esse ângulo resulta em uma enorme diferença no tempo. O que significa que o que é considerado "agora" para o alienígena seria o que aconteceu há duzentos anos em relação à Terra. A direção do movimento também influencia. Pois se o alienígena estivesse se movendo em direção à Terra, estaria se movendo para o futuro, duzentos anos a partir de hoje.

Uma vez que sabemos que o seu agora pode ser o que eu considero passado ou que o seu agora pode ser o que eu considero futuro, o seu agora é tão válido quanto o meu. Isso significa que o passado, presente e futuro são igualmente reais, todos existem. O tempo não flui, como fomos iludidos a pensar. A Física faz uma violência radical com essa experiência cotidiana do tempo.

Da mesma forma que um filme inteiro existe em uma fita, para Einstein todos os momentos já existem. A diferença está na maneira como o vivenciamos. No cinema, o projetor seleciona e apresenta cada quadro enquanto roda o filme. Mas nas leis da Física não há uma evidência como uma luz de projetor que seleciona um momento ou outro. Nosso cérebro cria a impressão de movimento, assim como vê movimento no bloco de papel do folioscópio, contudo, o que percebemos com o fluxo do tempo é que ele pode não ser mais que uma ilusão.

O tempo não tem nenhuma importância no reino da matéria em si. O tempo somente tem importância quando há um contato de conhecimento consciente entre cargas elétricas, resultando em ligação ou repulsão, quando há uma progressão de aproximações e eventos que ocorrem, e quando há propósitos a serem alcançados. Fora isso, o tempo não faz sentido.

Consciência holográfica

A consciência holográfica está relacionada com a cocriação da realidade e com o experimento do observador da realidade. Pois a consciência holográfica é o observador quântico. Ou seja, ela é você, e é você quem determina o foco e a atenção para transformar energia em matéria, direto na Matriz Holográfica®. A realidade quântica só existe a partir da interação com a consciência. Sem a observação, tudo permanece em estado de superposição, sem forma física, vibração organizada e densidade material. Tudo fica solto como o vento livre nos céus.

A consciência vai além do que o cérebro pode nos dar. Existem seres aqui na Terra que têm consciência sem ter cérebro, por exemplo, há uma classe de águas-vivas na Austrália chamada cubomedusa, que não tem sistema nervoso central, que teoricamente é o responsável por todo esse trabalho que o nosso cérebro faz. Usando esses seres desprovidos de sistema nervoso, mas ainda conscientes, como exemplo, entendemos que a consciência não é somente o cérebro, ela vai muito além.

Essa consciência rege nosso plano de vida, nossa mente, nosso corpo físico, nossa energia vital, espírito ou alma. Ela vai além do espaço e do tempo, é infinita porque faz parte do Todo. O Todo que falamos aqui é em relação à teoria da totalidade e ordem, que como diz o físico David Bohn, a nossa realidade como existe é o desdobramento de um Todo.

Tudo o que vemos e percebemos na nossa realidade 3D faz um holomovimento para chegar aonde chegou e se transformar, por exemplo, em um objeto, então ele fica explícito para que possamos perceber, ver dentro da nossa dimensão, mas ao mesmo tempo está implícito dentro de uma totalidade.

Origem da consciência

Você sabe agora que a consciência holográfica é você, sua personalidade, a essência e a centelha divina que dá vida à sua natureza humana e cósmica, a partir do ponto de vista da Física Quântica.

Na análise da ciência convencional, a consciência seria apenas fruto e resultado da manifestação do cérebro e de sua rede de transmissão neural. Ou seja, a consciência, dentro do paradigma newtoniano é um estado decorrente da atividade cerebral.

Na visão quântica, a consciência é mais profunda e subjetiva. Não está vinculada à matéria, nem representa um subproduto do cérebro. Ela vai além, está implicada a Realidade Fundamental, a Matriz Holográfica® e a Mente de Deus. Ou seja, a consciência é a extensão quântica e vibracional da fonte criadora do próprio Vácuo Quântico.

A consciência sobrepõe o cérebro. Ela é um estado de onda quântica e informacional. Ela é livre, e está associada a toda a natureza vibracional do Universo e de mundos paralelos. Também tem o poder para influenciar, interferir e modificar toda a malha quântica e a estrutura energética do Universo.

O experimento da Dupla Fenda comprova esse poder real do observador da realidade, que é a consciência individual de todo ser humano. Você, eu e todo mundo somos agentes causais e não passivos no Universo. Temos poder e capacidade para modificar a realidade e alterar o próprio destino. Por isso, somos cocriadores no Universo e provocamos efeitos causais.

Dupla Fenda

Por muitos anos, a natureza da luz foi motivo de grandes holofotes nos estudos científicos. Teorias foram aperfeiçoadas quando eram revisadas e quase sempre superavam a explicação anteriormente dita. Teremos agora a oportunidade de acompanhar a trajetória feita por esses cientistas rumo à resposta que muitos se fizeram por séculos. Afinal, a luz é onda ou partícula?

Essa explicação nos levará a um experimento que, para muitos, ainda é motivo de dúvidas. Qual a verdadeira ligação entre a luz e o experimento da Dupla Fenda? Para obtermos essa resposta, teremos de voltar um pouquinho na história. Vamos lá?

No século XVII, Isaac Newton apresentou um modelo bastante satisfatório que propunha que a luz era material. Chamando-a de Teoria Corpuscular da Luz, Newton a consolidou como um conjunto de conhecimentos capaz de explicar os mais variados fenômenos ópticos. Ou seja, ele afirmou que a luz consistia em um fluxo de partículas microscópicas propagadas por fontes luminosas.

Seu modelo, além de considerar que a luz era composta de partículas que emergiam de sua fonte, também afirmava que essa propagação era retilínea. Teoria essa que foi anulada porque não se verificava na prática. Isso abriu mais espaço para o modelo ondulatório proposto e defendido por Christiaan Huygens.

Huygens era um matemático, físico e astrônomo holandês que contradizia Newton ao defender a hipótese de que a luz era uma onda. Ele explicava mostrando em suas experiências que a onda se reflete e refrata de acordo com as leis da reflexão e da refração dos feixes luminosos.

Observações sobre esses fenômenos ganharam credibilidade entre os cientistas com o experimento de Thomas Young. Após séculos de debates, em 1800, Young realizou a famosa experiência da Dupla Fenda. Nela, ele provou que a luz não era composta de partículas, mas existia na forma de onda reforçando a hipótese de Huygens.

Mesmo assim a dualidade onda-partícula da luz ainda não estava bem explicada. Foi só no século seguinte, em 1905, que Albert Einstein ganha o prêmio Nobel por sua esclarecedora solução para esse grande mistério. Em sua argumentação, Einstein sugeriu esquecermos a ideia de que a luz é uma onda.

Para ele, devíamos pensar nela como uma corrente de minúsculas partículas semelhante a pacotes. Para cada partícula de luz, teríamos um quantum. Um quantum era um pequeno pedaço de energia, um pacote de vibração que chamamos de fótons. Foi esse trabalho que lhe rendeu o prêmio Nobel e não a famosa Teoria da Relatividade Geral, como normalmente pensamos.

Dessa forma, ele explicou o efeito fotoelétrico e a catástrofe ultravioleta de Max Plank. A dúvida era: por que, ao esquentar, o filamento da lâmpada era mais propenso e vermelho do que o ultravioleta? E a resposta é que o quantum ultravioleta precisa de cem vezes mais energia para produzir que o quantum vermelho. Uaau... E você pensa que acabou essa jornada na exploração do funcionamento da luz? Nada disso!

Após essa ideia brilhante de Einstein, o paradoxo ficou ainda mais profundo e estranho. O que parecia ser um mistério da luz passou a gerar dúvidas em relação à própria realidade existencial. Um ponto crucial na história da Ciência estava prestes a acontecer.

O experimento da Dupla Fenda de Thomas Young desencadeou uma nova e famosa experiência da Dupla Fenda. Dessa vez, no lugar da luz, a experiência foi feita com pedaços bem pequenos de matéria, os elétrons. Desse experimento surgiu a maior batalha épica das duas maiores mentes da Ciência. De um lado tínhamos Albert Einstein, e do outro lado, Niels Bohr, um brilhante físico dinamarquês que surgiu em uma nova onda de Cientistas revolucionários modernos.

Bohr, criou o Princípio da Complementaridade, que explica que a luz é onda e partícula ao mesmo tempo. O que já era muito ousado para aquela época ficou ainda mais absurdo quando ele afirmou que não só a luz tinha uma natureza dual, como a matéria também.

A experiência que era extremamente simples, sobre as partículas que formam a eletricidade, abalou muitas estruturas. Até aquele ponto, os cientistas haviam aceitado a ideia de que os elétrons eram pequenos pedaços de matéria, como bolas de bilhar bem pequenas.

No experimento, eles posicionaram um canhão que disparou elétrons em direção a uma tela com duas fendas. O objetivo era que os elétrons atirados passassem através das fendas e atingissem uma tela posicionada atrás. O resultado que Bohr apresentou chocou o mundo da Física por completo.

Vamos entender o porquê disso.

Considere uma experiência semelhante com ondas de água. Imagine um tanque de água colocado em cima de um gerador que produz ondas. Essas ondas passam por duas aberturas estreitas e lançam a imagem das ondas que batem na parede no fundo. Elas se espremem através das duas lacunas e se espalham do outro lado. As ondas formadas interferem uma com a outra, misturando-se. O que significa que quando você tem a crista de uma onda encontrando a crista de outra onda, elas se somam para fazer uma onda maior.

Porém, quando a crista de uma onda encontra a depressão da outra, elas se anulam e isso dá origem a essas linhas características levando a um padrão de interferência, que é quando existem bandas de luz e escuridão. Sempre que você vê essas bandas claras e escuras, sabe sem dúvida que elas têm um comportamento ondulatório. Agora, adivinhe o que o experimento de Bohr acusou?

Exatamente o mesmo padrão de interferência! Apesar de ter lançado elétrons, que são pequenas partículas de matéria, o que se via eram ondas. Primeiro, descobriu-se que a luz que por muito tempo era pensada como uma onda, às vezes se comportava como partícula.

E elétrons, por muito tempo pensados como partículas, estavam se comportando como ondas. Isso é muito espantoso, pois um único elétron viaja através das fendas e atinge a tela, porém até que ele a atinja, o que existe é apenas probabilidade. O que era apenas uma possibilidade fantasmagórica de um elétron misteriosamente torna-se realidade.

Por isso falo com tanta convicção que é do invisível para o visível. É do microcosmo para o macrocosmo. Você pode não ver pelos seus olhos físicos, porém em algum nível do seu ser, a matéria está se transformando e se tornando real. Depende apenas da sua capacidade de aumentar as probabilidades de isso acontecer na sua vida ou não.

A partir de agora, você começa uma nova história, assim como o elétron. E se você ainda não se espantou com o que eu mostrei contando essa história toda, talvez ainda não tenha entendido uma coisa: **você é matéria e onda ao mesmo tempo.**

Se você está aqui em matéria, onde estão as suas versões jovens? "Versões", afinal, são as infinitas possibilidades de "um eu de você jovial" espalhadas nos "multiversos". Vai tornar-se real aquele que você sintonizar, ou seja, vibrar na exata frequência do seu novo "eu".

Fred Alan Wolf, o nosso querido dr. Quantum, diz: "O que eu pensava ser irreal, agora, para mim parece, sob certos aspectos, ser mais real do que aquilo que penso ser real, que agora parece ser mais irreal...".[31]

Acompanhe o meu raciocínio: você é real, e o experimento da Dupla Fenda, que descobriu que o elétron é onda-partícula, também é real. Você é composta desses elétrons, e muitos deles estão por todo o seu corpo. Se cada parte sua é feita de elétrons, podemos concluir que somos seres onda-partícula. O que parecia irreal para você, ou seja, estar em uma versão partícula e ter outros muitos de você como onda na não localidade agora torna-se real. Isso, de fato, é real.

Entendendo completamente essa maravilhosa descoberta de si, podemos partir para a segunda parte do experimento da Dupla Fenda.

---

[31] LUCKEY, S. **Lucid agents**: peacekeeping. EUA: AuthorHouse, 2013. p. 288.

Observador quântico

Essa parte nos mostra o papel do observador e como o seu olhar impacta a realidade vivida. Intrigados com aquele resultado, os cientistas decidiram colocar uma câmera para filmar bem de perto a fenda por onde o elétron passava.

Após posicionarem a câmera e lançarem os elétrons através das duas fendas, a imagem projetada foi outra. Ao invés de mostrar um modelo de interferência, a experiência mostrou uma imagem de duas linhas. Em outras palavras, o elétron não se comportou mais como onda e sim como partícula.

Quem acreditou que a Mecânica Quântica não poderia surpreender ainda mais se enganou. A trajetória do elétron sofreu interferência somente pelo fato de ali existir um observador. Quando você olha para o elétron, ele é partícula, e quando você não olha, é onda.

A câmera, nesse caso, nos representa, porque nós somos os observadores da nossa realidade. Se o nosso olhar tem capacidade de parar uma função de onda, o que mais ele é capaz de fazer?

A verdade é que não mudamos as circunstâncias da nossa vida. O que temos a capacidade de fazer é deturpar a imagem que vemos. Ou seja, nós modificamos a percepção que temos da situação. A observação torna-se quântica a partir do momento que passamos a olhar os fatos por outro ângulo. Normalmente tendemos a olhar apenas uma parte de tudo que está ao nosso redor.

O cérebro processa 400 bilhões de informações por segundo, porém temos consciência de apenas 2 mil. Isso porque o que chamamos de realidade está filtrado por nossos olhos, ouvidos, tato, paladar e olfato. Nos limitamos quando pensamos que somos apenas esse mundo de "carne ambulante". Somos muito mais do que isso. Somos uma Consciência estudando a si mesma e ao mundo que nos rodeia.

Estranho não é quem quebra paradigmas e descobre tudo isso. Estranho é aquele que não tem nem a noção de sua existência na Terra. Há quem viva tão automaticamente que mal percebe-se nesse campo. E quem passa a ser um observador quântico entende essa sonolência. Ao compreender, somos capazes de amar e aceitar o outro como ele é.

O momento de despertar desse coma induzido vai chegar. Lembre-se de que um dia estivemos lá e que da mesma forma que existe uma Consciência Divina dentro de você, existe no outro também, não importa quem ele seja.

Posso olhar para o meu sonho de rejuvenescer todos os dias?

A resposta é **sim e não**. Quem já me ouviu dar essa resposta?

Vai depender de qual vibração você usa para olhar para o rejuvenescimento. Vamos entender o porquê disso. Digamos que entre as infinitas possibilidades, você escolheu uma realidade para viver e passou a chamá-la de "vida jovial". Quando você olha para essa vida jovial, para sua versão mais bela, no mesmo instante aquilo torna-se partícula em um Universo não local.

Dessa forma, não temos mais infinitas possibilidades como antes, temos probabilidades. Não são probabilidades de acontecer, pois isso já é real. São, na verdade, probabilidades de você conseguir sintonizar ou não essa realidade. Há uma diferença bem grande entre a vida jovial ser real e você sintonizá-la.

Todos os sonhos que você imagina são reais no momento que você olha para eles. Se vai viver esse sonho ou não depende somente de você. A sua vibração precisa ser compatível com a vibração do seu sonho. Logo, volte-se para a sua vibração e descubra: você está aumentando ou diminuindo as suas probabilidades? Quais as chances que você tem de sintonizar na frequência do seu "Eu do Futuro"?

O importante aqui é olhar para dentro do seu ser. Descobrir qual a informação que você está colocando ao parar a função de onda. Ao olhar para a vida jovial, ela torna-se partícula no mesmo instante, e isso você já sabe. A questão mais importante vem agora!

Qual informação você colocou nessa partícula?

Se foi uma informação de que isso é difícil, que você não está vendo resultados, que está demorando para acontecer, o seu resultado será um. Mas caso você olhe para essa partícula com a sensação de que nem precisa mais daquilo, porque você já o tem, o resultado será outro.

Chamamos esses dois resultados de "Efeito Zenão" e "Soltar", respectivamente. O primeiro é quando você tem ansiedade, medo, e duvida que de fato será mais jovem. Já o segundo é acreditar genuinamente que a vida jovial já é real neste exato momento.

Ao parar de olhar, a "vida dos sonhos" volta a ser onda, e vibrará na frequência da nova informação dada. É como se o Universo fosse um GPS que recebesse uma nova informação. Dependendo do que foi informado, ele freia e reajusta a rota dos acontecimentos da sua vida, ou simplesmente acelera na mesma direção.

O Universo está sempre preparando uma pessoa, uma situação, uma circunstância para experenciar, porém é você que tem o livre-arbítrio, ele só segue suas ordens. Se você ainda não tem clareza de para onde quer ir, não vale a pena olhar para o seu sonho a todo o instante. Mas quando você segue a sua intuição, ou quando segue o seu sino interior que diz que você consegue, não há ninguém que possa parar.

Quanto mais certeza você vibra, mais se aproxima do seu "eu" que já vive a vida que você quer. E se for esse o seu caso, olhe para o seu sonho quantas vezes puder, viva como se fosse realidade agora.

Portanto, dois ensinamentos que o experimento da Dupla Fenda nos trouxe, e que são muito importantes, é que tudo que existe na face da Terra é onda-partícula, e o observador influencia diretamente no resultado esperado. Diante desses aprendizados, podemos afirmar que você materializa em sua vida exatamente o que é compatível com a sua vibração.

A sua realidade atual não exclui as infinitas possibilidades, elas podem ser reais para você agora. Utilize da sua faculdade mental mais poderosa, a sua imaginação, e sintonize a sua melhor versão sempre.

Viva como se fosse realidade agora, esteja presente no estado do ser. Ouse ao sonhar e acredite que existem vários "eus" espalhados pelos "Multiversos", só aguardando você sintonizá-los. Agora você está vivendo exatamente o que você é. Mude seu nível de vibração e viva uma realidade extraordinária a cada dia.

Além do físico

Se você deseja manifestar ou cocriar sua eterna juventude, a primeira coisa a fazer é sair do paradigma da matéria. Isso significa sair da matrix, do mundo físico e material, aceitando que a realidade é quântica, invisível e determinada pela ação da consciência.

A consciência precede e transpõe o mundo físico. Ela está desligada, em primeira instância, da realidade material. Ou seja, ela não precisa do mundo físico e de sua ilusão existencial. Ao contrário, ela determina a realidade, seja nesta dimensão ou em qualquer realidade paralela. Existem cálculos da Física Quântica e experimentos científicos que atestam essa percepção.

Para a matéria existir, ela precisa, necessariamente, da observação da consciência de uma mente observadora.

A consciência é e dá origem à realidade. Ela dá origem à matéria, às estrelas, aos planetas, ao Universo e a todas as dimensões. Ela tem origem na Consciência Superior e reflete sua energia essencial. Quem é a Consciência Superior? É Deus, a substância amorfa, o éter divino, o Vácuo Quântico ou a Matriz Holográfica®, conforme eu prefiro denominar.

Ilusão da realidade

Na verdade, tudo está em movimento e em constante vibração. Por isso, tudo é uma grande ilusão material. O que você observa são diferentes estados vibracionais de seres, objetos, realidades e até mesmo de seu corpo. Tudo é formado por partículas atômicas que vibram constantemente.

O mais incrível é que esses elementos obedecem à sua capacidade de percepção e observação da realidade. Por isso, tudo pode ser modelado. Tudo é plástico, a matéria é plástica e até mesmo seu cérebro é neuroplástico, segundo a Neurociência.

A realidade que percebemos resulta da percepção de nossos sentidos humanos e físicos. Em seu cerne, ela é um aglomerado de átomos em plena vibração e transmutação energética. Nada é sólido, tudo é energético e vibracional. Tudo o que você toca ou experimenta não é tangível, é apenas uma ilusão criada e espelhada por sua percepção de realidade íntima, de sua consciência observadora.

Somos feitos do vazio

Nós somos 99% de espaços vazios. Mas esse vazio não é o vazio, propriamente. Dentro dos nossos átomos, o vazio, na verdade, é o Vácuo quântico, a energia da Matriz Holográfica®. Por isso, todos nós somos, no final das contas, apenas luz, pois a matriz é energia e radiação de amor, unicamente. E ela está implicada a cada Ser, a cada átomo, ao DNA e à manifestação da realidade.

Além disso, estamos todos integrados e conectados vibracionalmente, contemos a mesma centelha divina, e o que um faz afeta, essencialmente, o outro. A realidade do mundo externo é apenas o reflexo de sua percepção observadora interior. Por isso, o seu mundo subjetivo, suas crenças, suas percepções, aquilo em que acredita, o que sente e como se comporta são espelhados, o tempo todo, através da sua Frequência Vibracional®, para o Universo e para a sua vida.

A matéria que nos forma é quântica e vibracional. Ela está envolvida pelo espaço vazio da matriz, cheia de informação, potencial infinito, energia e consciência holográfica ou quântica.

Ou seja, a consciência do Criador, a Consciência Superior, que é Deus, a Matriz Holográfica®, está entre, dentro e no meio de todos nós, começando pelo brilho das estrelas até o interior dos nossos átomos, moléculas e do nosso DNA. E essa é a realidade íntima que reflete para todo o mundo externo.

Agora você sabe que pode mudar a informação do átomo e assim alterar a realidade. Pois, em seu interior, a matéria é formada por informação, energia, frequência e potencial infinito de probabilidades e possibilidades. O que isso significa?

Que a matéria, a partir do núcleo do átomo, pode ser modificada. Você pode mudar a informação que nela existe e, assim, alterar todo o contexto e a percepção real do mundo externo.

Porque tudo está em estado de onda de energia, sem forma ou composição, até você transmitir a informação que deseja através do seu senso íntimo e de sua consciência observadora.

Até sua observação, tudo é potencial infinito, em estado puro de onda, como uma nuvem invisível de informação, energia e vibração. E quem dá a forma para essa nuvem e a transforma em realidade densa é somente você e sua consciência holográfica. Isso é o que chamamos – e eu ensinei lá no Princípio 3 –, de colapso de função de onda. É isso que modela e transforma desejos de rejuvenescimento em realidade no plano físico.

Agora vamos ao décimo e último procedimento estético! Que demais! Parabéns por chegar até aqui! Aposto que você vai amar este, pois deixei o melhor para o final, para fechar com chave de ouro, confira!

> Ouse ao sonhar.

#10 Procedimento estético – HoloMaximus Face

🔾 HoloMaximus Face é um aparelho estético que combina duas tecnologias inovadoras: a Radiofrequência Tripolar e a Ativação Muscular Dinâmica. Essas tecnologias trabalham em sinergia para tratar os sinais de expressão, a flacidez muscular e a qualidade da pele, proporcionando um rejuvenescimento facial completo.

A Radiofrequência Tripolar é um método não invasivo que utiliza ondas de calor para estimular a produção de colágeno. Essa tecnologia atua nas camadas mais profundas da pele, aquecendo os tecidos e estimulando a contração das fibras de colágeno, resultando em uma pele mais firme, tonificada e rejuvenescida. Além disso, também melhora a circulação sanguínea e estimula a regeneração celular, melhorando a textura e a aparência da pele.

A Ativação Muscular Dinâmica é uma técnica que utiliza correntes elétricas de baixa frequência para estimular e tonificar os músculos faciais. Essa tecnologia promove contrações musculares involuntárias e precisas, fortalecendo e tonificando os músculos do rosto.

Com a estimulação muscular, ocorre um aumento do tônus facial, melhorando o contorno do rosto e reduzindo a flacidez. Ainda, contribui para melhorar a microcirculação sanguínea e a oxigenação dos tecidos faciais, favorecendo a saúde e a vitalidade da pele.

O tratamento com o HoloMaximus Face é um procedimento seguro, indolor e não requer tempo de recuperação, permitindo que você retome suas atividades diárias imediatamente após a sessão.

Os benefícios do HoloMaximus Face incluem a redução das rugas e linhas de expressão, o aumento da firmeza e da elasticidade da pele, o realce do contorno facial, a melhora do tônus muscular e a renovação celular. Essa combinação de resultados faz com que o HoloMaximus Face seja uma opção eficaz para quem deseja rejuvenescer a aparência facial e obter uma pele mais jovem e saudável.

Passo a passo HoloMaximus Face

Passo 1: visualize a sua pele sendo limpa e preparada para receber o tratamento;

Passo 2: sinta a profissional removendo maquiagem, impurezas e resíduos, garantindo que a superfície esteja livre de obstruções;

Passo 3: visualize a profissional com o aparelho HoloMaximus Face utilizado para aplicar a Radiofrequência Tripolar;

Passo 4: perceba que a profissional desliza o aplicador pela área a ser tratada, emitindo as ondas de calor para a sua pele;

Passo 5: sinta que a temperatura é controlada para garantir conforto e segurança durante o procedimento;

Passo 6: ouça a profissional explicando que a Radiofrequência Tripolar estimula a produção de colágeno, promovendo o rejuvenescimento e a firmeza da pele;

Passo 7: após a aplicação da Radiofrequência, visualize a profissional realizando a Ativação Muscular Dinâmica;

Passo 8: sinta os eletrodos sendo colocados em pontos estratégicos do rosto, e correntes elétricas de baixa frequência sendo aplicadas. Sinta que é possível perceber pequenas contrações musculares durante essa Ativação;

Passo 9: ouça a profissional dizer que essas correntes estimulam e tonificam os músculos faciais, ajudando a reduzir a flacidez e a melhorar o contorno do rosto;

Passo 10: ao final do procedimento, visualize a profissional retirando os eletrodos e realizando uma breve massagem na sua pele;

Passo 11: ouça as instruções sobre os cuidados pós-tratamento, como a aplicação de protetor solar e a recomendação de evitar exposição solar intensa.

Esse tratamento pode ser feito em uma única aplicação. Se você sentir necessidade, repita-o após 45 dias.

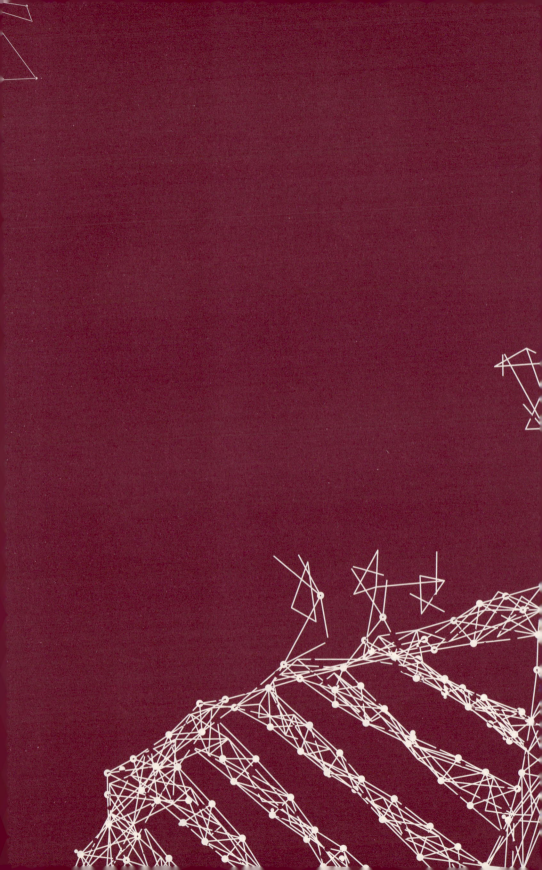

Conteúdo extra

Mente inconsciente, crenças, DNA e rejuvenescimento

O envelhecimento ou rejuvenescimento humano ocorre por três razões essenciais:

1. Em decorrência das informações contidas nos códigos genéticos do DNA, que foi herdado dos nossos pais e de toda a nossa linhagem ancestral;
2. Em decorrência das informações que absorvemos desde a infância e que formaram as crenças armazenadas em nossa mente inconsciente e que estão constantemente "rodando" em modo automático – essas crenças podem ser limitantes e envelhecedoras ou expansivas e rejuvenescedoras;
3. Em decorrência das informações externas às quais somos expostos e interagimos diariamente, como os alimentos, água, ar, substâncias tóxicas, ambiente, poluição, ondas de rádio etc.

Essencialmente, o envelhecimento (ou possibilidade de rejuvenescimento) é consequência dessas três camadas de informação. Se você tem a informação de que é normal envelhecer e que aos 40 ou 50 anos você já não pode mais ter a aparência e funcionalidade que tinha com 20 ou 30 anos, assim será a sua realidade.

Contudo, é perfeitamente possível alterar a informação relacionada ao envelhecimento (ou a qualquer outro aspecto da sua vida), que está instalada na sua mente e no seu DNA, por meio da alteração de suas crenças. Assim, é possível neutralizar e até mesmo reverter o processo de envelhecimento.

Das três camadas de informação descritas acima, as duas primeiras são as mais significativas. Claro que ter uma boa alimentação, evitar substâncias tóxicas (como álcool e nicotina), respirar ar puro e viver em um ambiente saudável são aspectos importantes na definição não só do grau de envelhecimento, mas da saúde e bem-estar em geral. Mas, na verdade, muito mais impactantes que as informações externas são as informações internas, isto é, seus pensamentos e crenças.

Se você produz envelhecimento dentro de si, por meio de seus pensamentos e crenças, não tem alimentação saudável, ar puro da montanha, cosméticos milionários ou mesmo procedimentos estéticos físicos que possam impedir que os sinais do envelhecimento apareçam e se intensifiquem de maneira acelerada.

Pode parecer assustador, mas isso é muito bom. Afinal, se você sabe que o envelhecimento mais impactante é produzido por você mesma, de dentro para fora, pode escolher desprogramar suas crenças e mudar seus padrões de pensamento para impedir o envelhecimento, bem como para ativar o rejuvenescimento.

O fato é que as suas crenças não estão apenas na sua mente, elas estão impressas em seu DNA. É por isso, que popularmente se diz "*fulana não envelhece, tem uma genética boa*" e, nesse caso, "ter uma genética boa" significa ter boas crenças impressas no DNA, capazes de afetar positivamente a expressão dos genes.

Curiosamente, muitas dessas crenças, cuja informação está impressa em seu DNA, nem são suas. Muitas delas foram herdadas das crenças, costumes, pensamentos e hábitos dos seus ancestrais.

Portanto, se seus ancestrais mais diretos (pais e avós) tinham crenças e hábitos favoráveis à conservação física, independentemente da passagem do tempo, você herdou uma predisposição para manter uma aparência jovem prolongada.

É por isso que algumas pessoas se mantêm jovens e cheias de vitalidade, aparentemente sem fazer muito esforço – sem dietas especiais, sem cosméticos caros e sem cirurgias plásticas.

Por outro lado, se seus ancestrais tinham crenças limitantes desfavoráveis à conservação física e manutenção da jovialidade a longo prazo, você também herdou essas crenças e, inconscientemente, vai manifestar o envelhecimento precoce, a não ser que aja para se livrar delas.

É por isso que vemos algumas celebridades que gastam uma fortuna e fazem imenso esforço para se manterem jovens, mas, a cada novo procedimento estético, ficam com uma aparência cada vez mais artificial e "esticada", para não dizer bizarra. Isso acontece porque não adianta agir somente na matéria física para driblar um "inimigo" sutil, invisível e imaterial, que são os programas executados pela mente inconsciente.

Acredite, as crenças são poderosas demais, elas são decisivas no processo de envelhecimento e estão em constante ação. É por isso que você conhece pessoas de 50 anos com aparência já muito envelhecida, e outras que aparentam ser incrivelmente jovens.

Por exemplo, crenças como "*cabelos brancos e rugas são sinais de sabedoria*" exercem um impacto enorme no aparecimento precoce de cabelos brancos e rugas, afinal, sua mente inconsciente acredita que alcançar a sabedoria é uma coisa boa (e, de fato, é, mas não tem nada a ver com cabelos brancos!) e vai manifestar em seu corpo físico a condição imposta pela crença.

GENE DA JUVENTUDE

Com relação a ancestrais mais distantes, alguém pode herdar, por exemplo, a crença de que quem é velho, com cabelos brancos e aparência deteriorada não será recrutado para guerra. Portanto, para quem tem essa crença, desenvolver aceleradamente o envelhecimento e apresentar uma aparência débil e deteriorada é uma questão de autoproteção e sobrevivência.

A grande questão é que a mente inconsciente não "sabe" diferenciar entre bom e mau – se ela tem um programa instalado, vai executar a informação nele contida indistintamente.

Enquanto a pessoa faz todo o esforço do mundo e gasta fortunas para se manter jovem, seu inconsciente está definindo sua aparência, desacelerando a produção de colágeno. Como explica Joe Dispenza,[32] "matéria agindo na matéria" não tem o poder de promover transformações, isto é, não adianta agir na matéria se a mente inconsciente está fazendo força contrária autogerando o envelhecimento.

Lutar contra a mente inconsciente é uma batalha perdida. Agindo apenas na matéria, você pode até conseguir algum resultado retardando um pouco o envelhecimento e apresentar uma aparência, pelo menos, bem cuidada. Mas, é impossível frear o envelhecimento enquanto o seu DNA estiver expressando a execução dos programas da sua mente inconsciente.

Contudo, como bem explica Bruce Lipton em *Biologia da crença*,[33] ninguém está condenado por sua genética (e por suas crenças), nós podemos mudar a informação do nosso DNA e frear essa informação para que a mente inconsciente não a continue executando. Assim, conscientemente, nos tornamos nossos próprios engenheiros genéticos, escolhendo desativar os genes do envelhecimento acelerado e ativar os genes da juventude, saúde e vitalidade.

Com a programação adequada, sua mente inconsciente vai começar a funcionar como uma máquina da juventude que vai atuar na promoção da regeneração, saúde, bem-estar físico e rejuvenescimento!

Desprogramar uma crença é como dizer à mente inconsciente: "querida, essa informação não é minha, é dos meus antepassados e ela foi benéfica para eles, mas não é benéfica para mim, não é isso que desejo manifestar para mim agora. O que eu desejo é me manter jovem e saudável, é manter minha produção de colágeno."

---

[32] DISPENZA, J. **Como se tornar sobrenatural**: pessoas comuns realizando o extraordinário. Porto Alegre: CDG, 2020.
[33] LIPTON, B. **Biologia da crença**. São Paulo: Butterfly, 2007.

Nossa mente inconsciente armazena informações muito antigas, tanto da nossa infância, como também as memórias dos nossos ancestrais que herdamos geneticamente. Por isso, muitas vezes o "software" está desatualizado, rodando informações ultrapassadas, as quais um dia podem ter sido úteis para garantir a sobrevivência, mas que agora não só são inúteis como são desfavoráveis a nossos objetivos atuais.

Nos últimos cem anos, grandes mudanças aconteceram na forma como nos alimentamos, no meio ambiente, na indústria, medicina, ciência e tecnologia, e o nosso DNA ainda não teve tempo para se adaptar a todas essas mudanças, afinal cem anos não são nada para uma espécie de milhões de anos como a nossa. Como as mudanças externas aconteceram muito aceleradamente, nosso DNA não se "atualizou" e, por isso, ainda executamos programas antigos e obsoletos.

Então, o que precisamos fazer é deliberada e conscientemente atualizar a programação do DNA, dos genes, da mente inconsciente. E é justamente isto que o Gene da Juventude® se propõe a ensinar para você: como "educar" sua mente inconsciente e reprogramar suas crenças para que ela deixe de ser sua "inimiga" e se torne sua aliada na manifestação do seu desejo consciente de exibir uma aparência bela, saudável e jovial.

Com as técnicas que está aprendendo neste livro, você vai mudar a si mesma de dentro para fora de maneira muito eficaz, porque vai transcender o modo "matéria agindo na matéria" e vai trabalhar diretamente na programação da sua mente inconsciente, abastecendo-a com novas informações.

Informação e energia

Todos nós temos crenças a respeito do envelhecimento, isto é, temos informação armazenada em nossas mentes sobre o que significa envelhecer e, em maior ou menor grau, estamos todos envelhecendo em conformidade com essas informações.

Basicamente, se você percebe que tem uma aparência mais envelhecida que a sua idade cronológica, tudo que você precisa é entender como pode desprogramar e reprogramar as suas crenças sobre envelhecimento, de modo a regenerar as informações originais do seu DNA.

Como a Física Quântica comprovou, e já falamos anteriormente, o átomo é feito de apenas 0,00001% de matéria e os 99,999% restantes são pura energia. Se você também é feita de átomos, então você também é somente

0,00001% de matéria e 99,999% energia. E, neste contexto, energia é o mesmo que informação.

Uma das características mais incríveis da energia é que ela é fluida, plástica e flexível, ela pode ser moldada, ou seja, toda energia que está se apresentando de uma determinada forma pode ser transmutada em outras formas. Outra característica fabulosa é que a energia se relaciona com a matéria física, tendo o poder de afetá-la, como demonstrou Albert Einstein com a clássica fórmula $E=mc^2$.

Sabendo disso, você pode compreender que o que causa a flacidez dos tecidos, as rugas, as manchas, os cabelos brancos e tudo mais relacionado ao envelhecimento é o conjunto de informações que você tem dentro de si e que estão afetando a matéria, gerando a deterioração do corpo físico.

Como vimos, temos várias camadas de informação: as informações com que já nascemos, herdadas de nossos ancestrais; as informações que adquirimos durante a infância e ao longo da vida; e as informações externas com as quais interagimos.

O conjunto de todas elas é o que gera o envelhecimento. Na mente inconsciente, essas informações correspondem ao que chamamos de crenças, e a mente inconsciente não sabe nem avalia se essas informações são boas ou objetivamente válidas; ela apenas as executa.

Por isso, é necessário encontrar uma forma de dizer ao inconsciente "não, isso não é verdade, eu não preciso envelhecer, ter rugas e cabelos grisalhos aos 50 anos". Reprogramar a mente inconsciente é como estabelecer uma barreira energética que impede que certas informações indesejáveis a afetem.

Como vimos, nós temos três camadas de informação: a primeira é a herança genética que trazemos em nosso DNA – as crenças, hábitos e costumes de nossos ancestrais.

Também, desde a vida intrauterina e infância, especialmente nos primeiros anos de vida, absorvemos informações que programam nossa mente inconsciente. Suas crenças mais profundas sobre envelhecimento já se instalam quando você ainda é criança, em decorrência das suas experiências e vivências com seus pais, sua família, professores, jogos, brincadeiras e mídia em geral. Essa é a segunda camada de informação – as crenças adquiridas.

Além disso, há a terceira camada que é composta pelas informações externas com as quais entramos em contato ao longo da vida como alimentos, medicamentos, cosméticos, poluição etc. Tudo é informação que fica registrada na mente e no DNA.

Então, se uma pessoa que tem as três camadas de informação alinhadas no sentido do envelhecimento, isto é, ela herdou geneticamente crenças de envelhecimento, adquiriu crenças de envelhecimento ao longo da vida e sobrecarregou o corpo com alimentação ruim e substâncias tóxicas, o resultado disso é uma soma vetorial que culmina no envelhecimento acelerado.

As três camadas de informação estão interagindo o tempo todo: as informações originais do seu DNA estão em constante interação com as crenças que você adquiriu e com as substâncias e o ambiente ao seu redor, de modo que as camadas de informações se retroalimentam umas às outras e isso é o que cria os efeitos do envelhecimento.

Interior e exterior estão nessa constante interação, como explica o Princípio Hermético da Correspondência[34] – o que está dentro é como o que está fora e o que está fora é como o que está dentro. Essencialmente, o mundo exterior devolve para você uma confirmação das suas informações interiores.

Quer um exemplo prático? Uma pessoa que internamente tem informações favoráveis à jovialidade, que tem a crença de que é bonita e atraente, inconscientemente exala essa informação/energia e os outros, também inconscientemente, reagem a essa energia oferecendo elogios, olhares e paqueras. E isso retroalimenta a crença positiva, de modo que a pessoa se sente, efetivamente, ainda mais atraente, bonita e jovem.

Basicamente, se sua mente inconsciente tem a crença de que você é a mulher mais bonita do mundo, ela vai executar essa informação e a energia vai afetar a matéria, transformando seu rosto molécula por molécula para que ele se adapte ao padrão estético da crença.

E como fazer para instalar na sua mente uma crença maravilhosa dessas? Bem, tudo começa com você exercendo seu livre-arbítrio para questionar as suas crenças atuais.

É da natureza humana que a mente consciente exerça o livre-arbítrio e faça escolhas, mas para que a informação dessas escolhas se manifeste na matéria, a mente inconsciente precisa estar de acordo, em alinhamento, programada com crenças capazes de executar os desejos conscientes.

Mas, quando as crenças inconscientes são incompatíveis com os desejos conscientes, estes se tornam inviáveis, e o inconsciente acaba assumindo uma função que não é sua por natureza – a natureza do inconsciente não é dar ordens, mas receber e executar automaticamente as ordens do consciente.

---

[34] OS TRÊS INICIADOS. **O Caibalion**: estudo da filosofia hermética do antigo Egito e da Grécia. São Paulo: Pensamento, 2021.

Atenção, porque isso é muito importante! Quando você deseja a jovialidade (ou qualquer outra coisa como riqueza, sucesso ou casamento), e não consegue manifestar o seu desejo, é porque os papéis das mentes consciente e inconsciente estão invertidos.

Eu repito: o papel do inconsciente não é dar ordens, fazer escolhas e exercer o livre-arbítrio. Na verdade, nem livre-arbítrio o inconsciente tem, ele apenas armazena informações de maneira imparcial, sem avaliar a veracidade, e executa essas informações.

Portanto, se você perceber que seu inconsciente está executando programas que não lhe são úteis ou favoráveis, você precisa reprogramá-lo para que ele libere essas informações, essas memórias que estão impedindo a realização da sua vontade consciente.

Como fazer isso? Se, por exemplo, você descobrir que acredita que é normal ter rugas aos 40 anos, comece a conversar com seu inconsciente dizendo "ei, essa informação não é válida, pare de executar esse programa, solte-o! A nova verdade é que eu posso ter uma pele lisinha e firme aos 40, aos 50 anos!".

Claro, logo veremos outras estratégias e técnicas para reprogramar sua mente inconsciente para executar o programa da juventude, mas é um ótimo começo questionar as suas crenças e se apropriar do seu livre-arbítrio para fazer novas escolhas e estabelecer intenções.

Como identificar e desprogramar crenças de envelhecimento

A mente inconsciente precisa ser programada para receber e executar as suas ordens, porque se você não define os programas que ela deve "rodar", ela vai trabalhar de maneira automática com as informações que tem armazenadas, que são as crenças, as quais, muitas vezes, são contrárias aos seus desejos conscientes.

Portanto, você precisa limpar as informações, crenças e programas desfavoráveis e nutri-la com informações claras a respeito do que você deseja. Se você não faz isso, fica como um barco à deriva.

A mente inconsciente nunca para de trabalhar, nem mesmo quando você está dormindo; ela sempre está fazendo o seu trabalho automático de executar os programas e nos enviar mensagens por meio de pensamentos e inclinações para certos comportamentos.

Já reparou que "do nada" você tem pensamentos negativos? Você se olha no espelho e automaticamente pensa "nossa como estou *feia*, como estou *envelhecida*" e, então, você tem sentimentos negativos sobre si mesma.

Entretanto, esses pensamentos não são seus e não podem definir quem você é, eles são reflexos das crenças limitantes instaladas na sua mente inconsciente cujas informações estão sendo executadas em modo automático e retroalimentam os pensamentos e sentimentos negativos autogerados, reforçando-os.

Entre as inúmeras crenças de envelhecimento que uma pessoa pode ter, existem três que são elementares, que estão presentes em praticamente todas as pessoas. Lembre-se de que, quando falamos em crenças, neste contexto, estamos falando de programas ou memórias – as três palavras têm o mesmo significado.

As três crenças elementares mais fortes e mais profundamente enraizadas que ativam a maioria dos processos de envelhecimento e que dão origem a todas as outras crenças de envelhecimento são:

1. A passagem do tempo é a causa do envelhecimento

Parece absolutamente óbvia e lógica a ideia de que o tempo causa o envelhecimento, mas a verdadeira causa do envelhecimento são as próprias crenças.

Para abrir sua mente, questione: se o tempo causa o envelhecimento, por que existem pessoas que parecem não envelhecer?

Por que você vai a uma reunião com seus amigos de colégio e faculdade e encontra pessoas que parecem muito envelhecidas e outras que praticamente têm a mesma aparência de 10, 20 ou 30 anos atrás e, às vezes, parecem até mais bonitas do que eram quando mais jovens?

Se é o tempo que nos envelhece, todos deveriam envelhecer igualmente, não é? Não, não é assim! Não é o tempo que envelhece, são as crenças!

2. Envelhecer é normal e natural

A maioria das pessoas acredita piamente que envelhecer é normal e natural, que é normal ter cabelos brancos numa certa idade, que é normal ficar careca (no caso dos homens), que é natural que as rugas e a flacidez apareçam, que é natural que as "doenças da velhice" se expressem.

As pessoas até brincam dizendo que depois dos 40 ou 50 anos, o corpo "sai da validade".

Bem, como eu já disse, as crenças são poderosíssimas e definem a sua realidade, portanto, se você acredita que "saiu da validade" e que é normal envelhecer, assim será a sua realidade.

Contudo, essa crença também é facilmente questionável, posto que existem por aí milhares de pessoas de 50, 60, 70 anos ou mais fazendo coisas impressionantes que, supostamente, são exclusivas dos jovens.

O fato é que envelhecer pode até ser o mais comum, pois quase todo mundo tem essa crença, mas não é natural – como a ciência da Epigenética ensina, você pode escolher os genes que deseja ativar e, assim, escolher como deseja se expressar fisicamente.

3. Focar o físico impede o desenvolvimento espiritual

Essa crença é o pilar da deterioração física e é a mais difícil de identificar e aceitar que está presente em você, mas muito provavelmente ela está secretamente enraizada no seu DNA.

Ela tem muito a ver com a noção de que vaidade é um pecado sujeito à punição divina, informação que está instalada no seu DNA ancestral, afinal mesmo que você não seja uma pessoa religiosa, certamente tem ancestrais que o foram e aprenderam que a vaidade é um dos sete pecados capitais.

Da mesma forma que inúmeras pessoas têm a crença de que ser rico as afasta da espiritualidade ou até mesmo é pecado, também tendemos a acreditar que focar os cuidados com a aparência física pode nos tornar "menos espirituais".

Quando trazemos essa crença à luz da consciência e questionamos a sua validade, facilmente compreendemos que todos nós somos espírito e que, por isso, não é possível que alguém seja "mais" ou "menos" espiritual. Compreendemos também que somos espíritos encarnados em um corpo físico, e se aceitamos que esse corpo é um presente divino e sagrado, entendemos que cuidar bem dele não é "pecado", tampouco nos afasta de Deus, mas, ao contrário, nos aproxima.

Identificando as suas crenças

Será que você tem essas crenças? Em princípio, você pode até pensar que não. Mas, tenha cuidado e observe bem porque se você percebe que está envelhecendo mais rápido que outras pessoas que conhece, isso é evidência de que essas crenças estão veladamente definindo sua vida. E você precisa aceitar que elas estão aí presentes para, então, poder liberá-las.

Para identificar as suas crenças de envelhecimento, eu vou te ensinar um exercício muito simples:

- *Pegue um caderno e uma caneta, escreva o primeiro pensamento que lhe vem a mente para completar as frases abaixo, sem refletir, sem racionalizar, sem julgar se você está escrevendo uma bobagem ou algo sem sentido:*
- *Envelhecer significa...*
- *A beleza é...*
- *Quando eu me olho no espelho, eu penso...*
- *O envelhecimento é causado por...*
- *Ao envelhecer, é normal...*
- *Pessoas da minha idade devem...*
- *Para permanecer jovem, eu preciso de...*
- *A minha idade me condiciona a...*
- *Para gostar mais de mim, eu precisaria...*

O exercício é simples, porém profundamente revelador! Se você completou as frases de maneira espontânea, tudo que você escreveu são crenças que você tem em sua mente inconsciente.

Se você observar, verá que a raiz de tudo que escreveu está em uma das três crenças nucleares apresentadas acima: que o envelhecimento é causado pelo tempo, que envelhecer é natural ou que se cuidar para não envelhecer a afasta da espiritualidade.

Portanto, convido você a questionar essas crenças, confrontando sua veracidade e verificando se elas são universalmente válidas. Na primeira etapa do exercício, você foi orientada a não racionalizar, a responder sem pensar, mas agora, para confrontar as crenças, você deve usar a sua razão, o seu intelecto, para analisá-las.

Por favor, releia cada item que você escreveu e responda:

- *Isso é uma verdade absoluta?*
- *Isso é válido para 100% das pessoas?*
- *Eu conheço alguém que prova o contrário?*
- *E a pergunta mais importante: eu quero que isso seja válido para mim?*

Se você responder que deseja que a crença seja válida para você, é porque a entende como uma crença positiva, favorável à sua autoestima e desejo de jovialidade. Então, você não precisa fazer nada e sua mente inconsciente continuará a executá-la automaticamente.

Mas, se você respondeu que deseja que essa crença não seja mais válida, então é o caso de trabalhar para liberar essa memória e desinstalar esse programa. Eu vou te ensinar duas técnicas para fazer isso, e você escolhe se quer fazer as duas ou apenas uma delas.

Primeira técnica para desprogramar crenças: Ho'oponopono

O Ho'oponopono é uma técnica havaiana de limpeza de memórias negativas que usa a energia de alta vibração do amor, da gratidão e do perdão para transmutar crenças limitantes da mente inconsciente e restaurar as suas informações originais de perfeição, harmonia, beleza, saúde, paz e bem-estar.

A aplicação da técnica é muito simples, consiste apenas na repetição dos comandos:

Eu Te Amo
Sinto Muito
Por Favor, Me Perdoe
Sou Grata

Você pode praticar o Ho'oponopono para limpar qualquer tipo de crença (memória) de qualquer pilar da sua vida, mas no caso específico da limpeza de crenças limitantes relacionadas ao envelhecimento, siga os dois passos abaixo:

1. Pergunte-se: que memórias há em mim que me fazem acreditar que... (complete a frase usando as informações que você acessou no exercício de identificação de crenças. Por exemplo, que memórias há em mim que me fazem acreditar que o tempo envelhece, que é normal ter as primeiras rugas aos 40 anos, que é normal ter cabelos grisalhos, que é normal perder tônus e flexibilidade, que é normal ter dores nas costas na minha idade etc.);

2. Trabalhando uma crença de cada vez, fale a sua pergunta em voz alta e repita os quatro comandos do Ho'Oponopono. Exemplo: *que memórias há em mim que me fazem acreditar que é normal ter as primeiras rugas*

aos 40 anos? Eu te amo, Sinto muito, Por favor, me perdoe, sou grata. Quantas vezes você deve repetir? Você que sabe, ou melhor, você que deve sentir – você pode repetir apenas algumas vezes por dia ou pode fazer 108 repetições usando um japamala.

Segunda técnica para desprogramar crenças: jarra de vidro com água

A segunda técnica também é simples e poderosa!

- *Escreva em um pedacinho de papel a mesma pergunta. Usando o mesmo exemplo: que memórias há em mim que me fazem acreditar que é normal ter as primeiras rugas aos 40 anos?*
- *Dobre o papelzinho e coloque em cima dele uma jarra de vidro contendo água.*
- *Esvazie a jarra despejando a água na pia duas vezes por dia: de manhã e de noite.*
- *Ao fazer isso, imagine que a jarra representa a sua mente inconsciente, que a água representa a crença que você deseja limpar e que o papelzinho representa o seu livre-arbítrio, a sua mente consciente.*
- *Após esvaziar a jarra, encha-a novamente, deixando-a preparada para a próxima vez.*
- *Crenças mais simples e superficiais normalmente são desprogramadas fazendo essa técnica por apenas 21 dias consecutivos; crenças razoavelmente profundas, demandam a prática da técnica por três meses; e crenças mais profundamente enraizadas demandam de dez a doze meses. Você vai sentir quando for suficiente.*
- *Você pode fazer a técnica para limpar até 5 crenças de uma vez, colocando um papelzinho e uma jarra para cada uma delas separadamente.*
- *Praticando diariamente por doze meses é **impossível** não obter resultados, seja qual for a crença!*

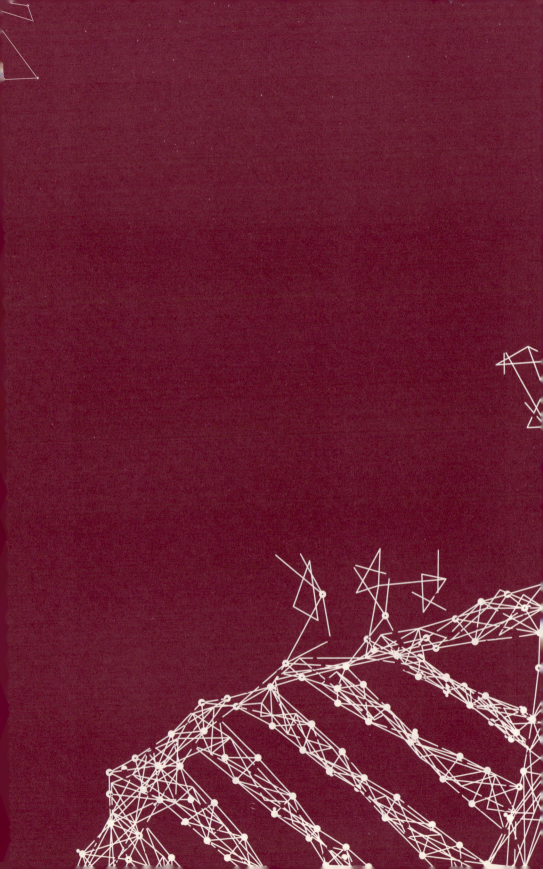

Técnicas de reprogramação celular para rejuvenescimento

Através do processo de **Reprogramação Celular**, você vai conseguir descontruir tudo o que a impede de rejuvenescer – essa é a fase inicial do Gene da Juventude®.

A limpeza acontece por meio da consciência, acessando os bloqueios e eliminando ou transformando traumas, crenças de origem hereditária, vidas passadas, ancestrais, ventre materno... Tudo o que bloqueia o sistema (corpo + mente + emoção).

Esses desequilíbrios causam envelhecimento, doenças, baixa auto estima, menos valia, inferioridade, entre outros.

As informações negativas e positivas que carregamos internamente, geram a consciência (informações na mente), a consciência gera a energia (vibração e frequência) e a energia gera a matéria (corpo físico e doenças).

Quando limpamos o Pré-Consciente, carmas, memórias, traumas crenças... Todos os outros níveis de cocriação e manifestação da informação atômica (de dentro para fora), começam a vibrar, inclusive o nível material (corpo físico, sonhos, metas), voltarão naturalmente ao estado perfeito de saúde e harmonia.

Com os **Scripts de Reprogramação Celular** que vou ensinar em seguida, você vai conseguir eliminar informações contraditórias armazenadas em seu inconsciente, permitindo que você retome o controle sobre sua vida e assim conquiste o equilíbrio em todas os pilares, a estabilidade emocional, mental e física.

Esses são alguns dos principais scripts que vão potencializar os resultados dos procedimentos que você aprendeu no capítulo anterior.

Utilize sem moderação!

Reprogramação celular concentrada no coração

Vamos juntas preparar as suas células, moléculas, DNA, mente e corpo sutil para experenciar a sua versão mais bela e jovem. Sintonizar o seu "Eu mais jovem" e ajudá-la a vibrar a partir de agora nessa frequência até a materialização do seu Novo Eu. Então, vamos lá!

Encontre um lugar tranquilo e confortável. Escolha um local em sua casa onde você se sinta calmo e que não tenha distrações. Sente-se e delicadamente deixe as costas eretas.

Concentre-se! (Caso preferir praticar essa reprogramação com os olhos fechados, grave-a primeiro com sua voz, e após, aplique pelo menos uma vez ao dia, concentrando-se somente nos comandos da sua voz.)

Inspire profundamente pelo nariz e expire pela boca. Sinta o ar entrando e saindo de seus pulmões.

Respiração HÁ (faça 3 ciclos).

Inspire (profundamente contando até 7).

Segure (contando até 7).
Solte (contando até 7).
Com os pulmões vazios (conte até 7).
Essa técnica tem como objetivo facilitar a comunicação entre o cérebro e o corpo, relaxar para mudar o padrão dos pensamentos e sentimentos e promover a estimulação do nervo vago, produzindo efeito calmante e sensação de segurança.
Continue a inspirar e a expirar.
E, a cada exalação, repita uma palavra tranquilizadora enquanto solta o ar lentamente: amor, calma, "está tudo bem"; ou visualize uma bela imagem, uma rosa, ondas do mar, sol nascente...
Perceba a pausa entre as respirações.
Tome consciência de seus pensamentos.
Pergunte-se: "Onde estão os meus pensamentos agora?".
Sorria para seus pensamentos na medida em que eles vão passando pela sua mente.
Então, retorne para a sua palavra ou imagem da expiração.
Posicione as mãos sobre o coração.
Inspire profundamente e solte um "Ahhhhh" enquanto expira, colocando a intenção de que os fardos que você está carregando sejam liberados.
Repita mentalmente:
"Que eu possa ficar em paz."
"Que o meu coração fique repleto de gentileza."
"Que eu possa ser uma fonte de gentileza para os outros."
Então, imagine o seu coração irradiando amor.
Pense em alguém que você ama e sinta o amor que você tem por essa pessoa.
Permita que o amor que você sente por essa pessoa se irradie na direção de outras pessoas que fazem parte da sua vida.
Mantenha a respiração lenta e profunda, inspirando e exalando.
Ao soltar o ar, sinta-se sendo envolvido por segurança, carinho e gentileza.
Continue respirando e desfrutando dessa sensação de tranquilidade e segurança pelo tempo que desejar.
Quando estiver pronto, pode voltar!

Reprogramação celular: vista o seu eu jovem

Encontre um lugar tranquilo e confortável. Escolha um local em sua casa onde você se sinta calmo e que não tenha distrações. Sente-se e delicadamente deixe as costas eretas.

Concentre-se! Caso preferir praticar essa reprogramação com os olhos fechados, grave-a primeiro com sua voz, e após, aplique pelo menos uma vez ao dia, concentrando-se somente nos comandos da sua voz.

Inspire profundamente pelo nariz e expire pela boca. Sinta o ar entrando e saindo de seus pulmões.

Respiração HÁ (faça 3 ciclos).

Inspire (profundamente contando até 7).

Segure (contando até 7).

Solte (contando até 7).

Com os pulmões vazios (conte até 7).

Visualize que você está sentado no teatro.

Este é o teatro da sua vida, onde você é o diretor.

Lá na tela você vai ver um eu do futuro jovem.

A imagem ideal e perfeita do seu novo corpo e rosto.

Neste momento, existe um comando: "E se?".

E se não existisse nenhum empecilho?

E se nada impedisse você de conquistar o seu corpo novo?

E se tudo já fosse realidade agora?

Como é o seu sonho nessa tela?

E se nada te impedisse de viver isso agora, como seria?

Veja lá... O que você está fazendo? Quem são as pessoas que estão com você?

De que forma você se comporta?

Como você fala?

Olhe bem para a sua postura!

Veja você se olhando no espelho nessa tela mental...

Qual é a cor da sua roupa? Como você está se vestindo?

Como está o seu cabelo, está usando maquiagem?

Você se lembra? Não existe nada que a impeça de viver essa imagem.

E se tudo isso fosse realidade neste mesmo momento?

Qual é o seu eu do futuro?

Na imagem mental você está sentado na poltrona olhando pra você lá no palco.

Você está assistindo a um filme da sua vida.

Esse é você! A versão ideal que você está buscando há tanto tempo!

Veja cada um dos detalhes...

E, nesse momento, você vai contar até três...

E o seu corpo energético começará a flutuar em direção a essa tela, onde você vai entrar nesse sonho.

Utilize esses últimos segundos pra ver todos os detalhes, como seria a vida dos seus sonhos.

E se ela fosse real agora? Veja todos os detalhes...

O seu sorriso, a confiança, o entusiasmo, a alegria.

Quem são as pessoas que estão te admirando? Quem são as pessoas que estão te elogiando? Veja a sua postura, veja como você fala com as pessoas, veja como as pessoas te respeitam e reconhecem a sua evolução.

Comece a se preparar! Um...

Comece a flutuar em direção à tela! Dois...

Entre no seu novo corpo! Três...

Vista o seu corpo, vista os seus braços, as duas pernas.

Comece a olhar com os seus olhos, ouvir com os seus ouvidos, tendo a certeza de que você está ali, dentro do seu corpo jovem...

Sinta em cada célula, em cada molécula...

Diga a si mesmo: "Isso é real!".

Qual é o seu "Eu Sou"?

"Eu sou linda!"; "Eu sou confiante!"; "Eu sou bela!"; "Eu sou Jovem!"; "Eu sou amor!"; "Eu sou segura!"; "Eu sou o otimismo!"; "Eu sou fantástica!".

Aumente o seu tamanho...

Olha de cima pra baixo e se sinta confiante!

Em cada célula do seu corpo, sinta como você se comporta!

Diga para você: "É isso!", "Eu nasci para ser jovem!", "Esta é minha vida"; "Este é meu agora!". Ancore essa sensação, deixe-a plasmar em você e na sua pele.

Diga: "Isto é real!"; "Isto é real!".

Dê um sorriso interior!

E no seu momento, você pode voltar...

Reprogramação celular da vitalidade

Encontre um lugar tranquilo e confortável. Escolha um local em sua casa onde você se sinta calmo e que não tenha distrações. Sente-se e delicadamente deixe as costas eretas.

Concentre-se! Caso preferir praticar essa reprogramação com os olhos fechados, grave-a primeiro com sua voz, e após, aplique pelo menos uma vez ao dia, concentrando-se somente nos comandos da sua voz.

Inspire profundamente pelo nariz e expire pela boca. Sinta o ar entrando e saindo de seus pulmões.

Respiração HÁ (faça 3 ciclos).

GENE DA JUVENTUDE

Inspire (profundamente contando até 7).

Segure (contando até 7).

Solte (contando até 7).

Com os pulmões vazios (conte até 7).

Imagine uma energia vindo do centro da terra, subindo pelas pontas dos seus pés...

Passando pelas suas pernas em forma de luz e um vórtex percorrendo cada um dos seus chakras.

Vai subindo, subindo, subindo, até sair pelo chakra coronário.

No chakra coronário, crie uma bola de luz, dê uma cor para essa bola e em seguida, entre nela.

Entre na bola de luz e comece a subir, subir, subir...

Passe pelo telhado da sua casa, veja o seu bairro, a sua cidade, o seu estado.

E continue subindo, subindo, subindo, subindo, subindo, subindo mais alto...

É como se você fosse uma águia, o arquétipo da liderança, da força...

Como seria se você pudesse voar Universo afora?

Você passa pela 1ª dimensão, pela 2ª dimensão e continua subindo muito, muito alto.

Você está avistando muitas luzes, luzes da cor do arco-íris, uma variação tão bela que jamais havia visto algo igual em nossa dimensão...

E você continua subindo, subindo, subindo, passando pela 3ª, pela 4ª dimensão e você vai se sentindo cada vez mais parte do Universo...

Próxima às estrelas...

Você vai entendendo que você e o Universo são um só...

E você sobe mais e mais alto!

Se você fosse um arquétipo de borboleta de transformação, como seria flutuar em direção ao Universo? Passando pela 5ª, 6ª dimensão...

Sobe mais alto e impulsiona mais alto, mais alto e você começa a ver uma camada de luz colorida gelatinosa...

E essa gelatina toca na bola de luz e você percebe luzes fosforescentes vindas dela.

Perceba como é lindo! Perceba como você está, literalmente, no espaço sideral do Universo... Contemple o Universo e continue subindo, subindo até a 7ª dimensão.

A dimensão da Cocriação de toda a realidade! A dimensão do Criador de tudo que é!

Neste momento, na 7ª dimensão, nós vamos dar o comando ao Criador de tudo que é! Repita:

"É comandado, que a partir desse instante, o meu sonho de rejuvenescer, está feito!"

Veja-se jovem! Beije essa imagem. Veja tudo em detalhes! Veja o seu sonho em detalhes! Como seria o seu novo rosto rejuvenescido?

Quem está com você? Qual é esse local? Como as pessoas te olham? Coloque mais brilho! Aproxime de você a imagem do seu "Eu Jovem". Veja como se comporta. Como é a roupa que você veste? Sinta a textura!

Veja a imagem com nitidez, com todos os detalhes. Perceba todas as cores, texturas. Observe o brilho. Sinta, neste momento. Se pergunte: O que eu estou sentindo? Qual a emoção? A emoção é de segurança, de confiança, de amor, de alegria, de realização.

Pergunte para você: como eu me sinto? Como eu me sinto sendo jovem agora! Como seu corpo se comporta?

Perceba como as células vibram e se sentem. Como quem diz: "Nem sabe quanto tempo eu esperei por isso! É isso!". Repita para si mesma em voz alta! Isto é real! Isto é real!

Qual é o seu "Eu Sou"? Eu sou vitoriosa! Eu consegui! Eu sou jovem!

Com esse sentimento de vitória, você vai entrar nesse sonho, e novamente vai contar até três.

Se prepare para entrar no sonho. Um...

Você vai vestir o seu corpo, assim como quem veste uma roupa. Dois...

Três vezes mais confiante. Três...

Entre no sonho, veja o que está vendo, sinta o que você está sentindo. Erga a cabeça, estufe o peito, abra os braços e sinta o seu novo corpo.

Traga a certeza de que isso está acontecendo, de que isso é real!

Deixe seu corpo sensível, deixe-o agir, deixe-o ter certeza de que você nasceu para isso...

Você já é isso...

Essa ligação entre você e o seu Novo Eu.

A certeza da informação e do significado, da energia da materialização, o combustível de fabricação de joias. Muito bem!

Agora você vai ancorar o sentimento de gratidão. A quem você vai contar sobre o seu rejuvenescimento? Quem são as pessoas que estão ali para te dizer parabéns, você conseguiu! Quem são as pessoas que estão nesse sonho?

Receba aquele abraço que você sempre esperou, aquela gratidão que você tanto desejou, aquele carinho que você sabia que chegaria...

Porque só você sabe que isso é um pensamento, mas aciona as mesmas redes neurais para o que você imagina e para o que está vendo em sua realidade. A mente não distingue realidade de imaginação. Para mente, isso é real!

Dessa forma você está programando sua nova assinatura energética, o seu campo eletromagnético. A sua nova assinatura vibracional de gratidão ao Criador.

O sentimento de gratidão vibra acima de 900 Hertz... É a gratidão que aumenta a frequência. É a gratidão que programa nosso campo. É a gratidão que nos dá aquilo que tanto desejamos.

E neste momento você começa a descer...

Você vai voltar por todos os lugares pelos quais passou.

Começa a descer, flutuando por onde você passou.

Começa a sentir dentro de você que algo mudou. Um sentimento completamente diferente. Uma mudança de sentido!

As suas moléculas modificaram, os seus atos não são mais os mesmos. Você recebeu definitivamente uma nova programação de rejuvenescimento.

Continue descendo, descendo... Passando pela camada gelatinosa, passando pela camada de luzes. Veja as borboletas passando pelo mesmo caminho.

Passando pelo espaço, se tornando uma águia. Sentindo a força da águia.

Quem você está se tornando a partir de agora... continue descendo, descendo, descendo, até o topo da cabeça.

E ali no topo da cabeça, olhando lá para o alto, você vai ver milhões de partículas de luz.

Luz dourada como se fossem milhões de purpurinas douradas. Milhões de brilhos...

Muito brilho, muito brilho!

Energia taquiônica, a soma de toda energia do planeta... A soma de toda a energia do Universo.

Você vê tudo dourado. Olhe para as suas mãos... Muito dourado! Olhe para o chão, olhe para o céu, tudo dourado...

Cada partícula contém uma informação de juventude, saúde, rejuvenescimento. Faça o download mental que você precisa através da mente cósmica, o Universo.

E nessa parte, começa a descer milhões de micro luzes douradas, ela não chegou ainda até você, olhe para a palma da sua mão, mentalmente...

Novamente você vai contar até três...

E as luzes do céu vão chegar até você, ao mesmo tempo em que você vai jogar para cima as microluzes douradas que estão na sua mão...

1, 2, 3 jogue para o alto!

Você sente cada partícula de luz plasmando em você, fazendo parte de você, curando a sua pele, limpando e purificando todo o seu organismo.

Agora você está fazendo vários downloads...

Consciência Divina de Luz, "Eu Sou Jovem!".

Consciência Divina de Luz, "Eu Sou Amor!".

Consciência Divina de Luz, "Eu Sou Plenitude!".

Você vê que cada partícula de luz, cada brilho, cada dourado está modificando o seu DNA, o programa da sua mente, seu espírito, o seu corpo para uma vida de Jovialidade.

Consciência Divina de Luz, "Eu Sou Vitalidade!".

Consciência Divina de Luz, "Eu Sou Linda!".

Consciência Divina de Luz, "Eu estou no comando, eu mando em mim agora!".

No seu momento, pode voltar.

Reprogramação celular: conexão total com o corpo

Encontre um lugar tranquilo e confortável. Escolha um local em sua casa onde você se sinta calma e que não tenha distrações. Sente-se e delicadamente deixe as costas eretas.

Concentre-se! Caso preferir praticar essa reprogramação com os olhos fechados, grave-a primeiro com sua voz, e após, aplique pelo menos uma vez ao dia, concentrando-se somente nos comandos da sua voz.

Inspire profundamente pelo nariz e expire pela boca. Sinta o ar entrando e saindo de seus pulmões.

Respiração HÁ (faça 3 ciclos).
Inspire (profundamente contando até 7).
Segure (contando até 7).
Solte (contando até 7).
Com os pulmões vazios (conte até 7).
Repita os comandos:

A partir de agora meu campo quântico está ativado. Minha consciência e pensamentos criam um estado de entrelaçamento quântico, minhas células seguem minhas instruções, elas entendem e ressoam em perfeita harmonia.

Meu padrão de ondas cerebrais são sincronizadas e coerentes. Meus pensamentos e sentimentos geram ondas elétricas e magnéticas que me sintonizam com o campo quântico.

Todos os campos do meu cérebro, hemisférios direito, esquerdo, lobo frontal, lobo parietal, lobo temporal, lobo occipital, são sincronizados e trabalham em perfeita harmonia.

Minhas ondas cerebrais estão no estado Alpha.

Meu magnetismo é gerado na região cardíaca e minha intenção é conduzida, por esta energia, ao campo quântico.

Meu sistema nervoso condutor da minha consciência está sincronizado com o espaço Quântico. Eu cocrio a minha realidade. Eu manifesto o que quero. Meu inconsciente e consciente conhecem o meu desejo.

Eu sou um vórtex sincronizado com o espaço quântico. Meu rejuvenescimento está ativado. Minha Regeneração celular está ativada e minhas células ressoam em perfeita harmonia. Eu sou o equilíbrio das células.

Eu sou a energia curadora. Eu sou fé, alquimia e milagre. Eu sou o eu sou e ativo a energia curadora que vibra em todo ambiente, emanando uma atmosfera de energia revigorante, e que essa energia vibre em cada ser, rejuvenescendo e curando.

GENE DA JUVENTUDE

Eu sou o eu sou e ativo a energia do rejuvenescimento para que vibre em todo ambiente, emanando uma atmosfera de rejuvenescimento constante.

Meus telômeros se regeneram, se mantêm longos e protegem meus cromossomos perfeitamente.

Por que meus telômeros são longos? Por que meus telômeros estão cada vez mais longos? Por que meus telômeros se mantêm jovens e longos?

Meu organismo a cada dia está revertendo o processo de envelhecimento, me mantendo jovem e com a saúde perfeita. Minhas células são jovens, ativas, saudáveis e perfeitas.

Meus genes são saudáveis e perfeitos.

Eu sou livre de qualquer doença hereditária. A cada dia que passa, eu estou mais jovem. A cada ano que passa, eu fico mais jovem. Meu inconsciente é forçado para que eu tenha resultados positivos e rápidos.

Minhas células tronco estão sendo estimuladas e regeneram qualquer dano físico do meu corpo rapidamente. Minhas células seguem minhas instruções e ressoam em perfeita harmonia.

Eu sou jovem. Eu sou saudável. Eu sou atraente. Eu sou feliz.

Minha pele, músculos, ossos, cartilagens, órgãos e tecidos se regeneram rapidamente. Minha Beleza se mantém intacta através dos tempos. Meus cabelos têm um crescimento acelerado e saudável. Minhas células capilares são jovens, saudáveis e perfeitas.

Meu rosto é jovem, atraente, simétrico e perfeito. Meu corpo tem as medidas perfeitas e desejadas. Meu organismo elimina retenção de líquidos, toxinas, gordura localizada e radicais livres rapidamente. Minha voz tem o timbre vocal desejado.

Meu organismo tem uma oxigenação perfeita. Ele absorve perfeitamente as vitaminas e minerais. Ele tem o mecanismo de autorreparação e estimula minhas células-mãe.

Meus sistemas: cardiovascular, respiratório, digestivo, urinário, nervoso, sensorial, endócrino, excretor, reprodutor, esquelético, muscular, imunológico, linfático, tegumentar são saudáveis, se autocuram e trabalham em perfeita harmonia.

Meu organismo combate qualquer inflamação do meu corpo rapidamente. Meu organismo é alcalino saudável e perfeito. Minha glândula timo está ativada. Minha glândula pineal está ativada.

Meus chakras estão ativados, alinhados, equilibrados e perfeitos. Eu sou a conexão que emana e se comunica com as células. Eu sou o equilíbrio das células. Minhas células conhecem o meu desejo e me mantêm jovem e com minha aparência intacta com a idade desejada.

Todas as camadas da minha pele se regeneram rapidamente. Minha aparência se mantém jovem e com a idade desejada.

Eu sou a personificação da beleza. Minha mente é positiva e se conecta com o Divino. Meu inconsciente e consciente conhecem o meu desejo e me mantêm jovem, saudável e com a idade desejada.

Eu sou consciência pura.

Eu cocrio a partir da 5ª dimensão. Minha consciência está elevada e conectada com a 5ª dimensão. Eu sou o eu sou e ativo a energia do rejuvenescimento para que vibre em todo ambiente, emanando uma atmosfera de energia revigorante, e que essa energia envolva cada ser, cada célula, regenerando, limpando, curando e rejuvenescendo rapidamente.

Eu sou o eu sou e ativo a energia curadora e que todo ambiente possa vibrar e emanar a cura total para todos. Minhas células seguem minhas instruções e me mantém jovem, saudável e com a idade desejada.

Minha estrutura facial está se fortalecendo e se regenerando diariamente. Meu rosto se mantém com o volume, os contornos e as proporções faciais desejadas. Minha musculatura facial está se fortalecendo rapidamente. Minha circulação sanguínea facial está sendo estimulada e ativada.

Por que minha circulação sanguínea facial está sendo estimulada e ativada? Minha circulação sanguínea facial é ativa e constante.

Meus ligamentos, ossos, cartilagens, pele e tecidos moles faciais se regeneram diariamente. Meu sistema esquelético é alinhado e tem as proporções áureas perfeitas. Minha gordura jovem facial mantém o volume e contorno do meu rosto.

Meu rosto está se rejuvenescendo diariamente. Minhas pálpebras estão sendo levantadas. Minhas pálpebras estão firmes e levantadas. Meu organismo está estimulando e preenchendo meu rosto com colágeno, elastina e ácido hialurônico.

Meu processo de rejuvenescimento está ativado. Por que meu processo de rejuvenescimento está ativado?

Todas as camadas da minha pele se regeneram rapidamente. Minhas células da pele são saudáveis e se regeneram rapidamente. Minha glândula timo está sendo estimulada e ativada.

Meu sistema imunológico está cada vez mais forte. Minha tireoide é saudável equilibrada e perfeita. Meu hipotálamo produz quantidades equilibradas de aminoácidos e hormônios, substâncias químicas, assim como a metabolização correta de todos os alimentos ingeridos, e a purificação de todas as toxinas.

Minhas células tronco estão sendo estimuladas e regeneram qualquer dano físico do meu corpo rapidamente. Minha circulação sanguínea é saudável e perfeita. Meu fluxo sanguíneo tem um retorno sanguíneo perfeito.

Minhas veias e artérias são limpas, saudáveis e perfeitas. Minha pressão arterial é normal e perfeita. Meu sistema muscular está ativado. Minha aparência tem a idade que eu quero. Minha aparência se mantém jovem, intacta e com a idade desejada.

Eu estou cada vez mais jovem. Eu estou rejuvenescendo diariamente e mantenho minha aparência com a idade desejada. Eu tenho a idade desejada. Eu permaneço com minha aparência intacta, jovem, atraente e saudável.

Meu organismo está estimulando e aumentando a produção do colágeno, elastina e ácido hialurônico. Por que meu organismo está estimulando e aumentando na produção do colágeno, elastina e o ácido hialurônico? Todas as camadas da minha pele se regeneram rapidamente.

Meu organismo está rejuvenescendo diariamente e constantemente. A cada dia eu estou mais jovem, atraente e saudável. Minha vitalidade e disposição estão aumentando rapidamente. Minha força e energia vital estão aumentando rapidamente. Meu organismo está estimulando e aumentando minha Coenzima Q10. Minhas mitocôndrias são jovens, saudáveis e perfeitas. Por que minhas mitocôndrias se mantêm jovens e saudáveis e se regeneram rapidamente?

Meu organismo tem níveis normais de telomerase. Minhas células estaminais estão se proliferando e reparando qualquer dano físico do meu corpo rapidamente. Meu organismo se autocura e se regenera rapidamente. Meu organismo e minhas células manifestam o que eu quero.

Eu sou o equilíbrio das células. Eu sou a conexão que emana e se comunica com as células. Eu sou a energia curadora. Eu sou Fé, Alquimia e Milagre. Eu sou a personificação da Beleza.

Eu sou o Eu Sou e meus resultados são todos positivos, rápidos e permanentes.

Eu sou eternamente jovem. Eu sou a energia curadora. Eu sou fé, alquimia e milagre. Minhas células seguem minhas instruções, entendem e ressoam em perfeita harmonia. Eu sou o Eu Sou. Eu sou o sagrado. Eu sou o sagrado.

EU SOU O SAGRADO.

Gratidão!

Reprogramação celular: DNA jovem

Encontre um lugar tranquilo e confortável. Escolha um local em sua casa onde você se sinta calma e que não tenha distrações. Sente-se e delicadamente deixe as costas eretas.

Concentre-se! Caso preferir praticar essa reprogramação com os olhos fechados, grave-a primeiro com sua voz, e após, aplique pelo menos uma vez ao dia, concentrando-se somente nos comandos da sua voz.

Inspire profundamente pelo nariz e expire pela boca. Sinta o ar entrando e saindo de seus pulmões.

Respiração HÁ (faça 3 ciclos).
Inspire (profundamente contando até 7).
Segure (contando até 7).
Solte (contando até 7).
Com os pulmões vazios (conte até 7).

Agora você vai iniciar os movimentos de tapping, unindo dois dedos de qualquer uma das mãos, e aplicando batidinhas em cada ponto (meridiano) descrito na ordem a seguir, independentemente de lado esquerdo ou direito, faça à sua escolha.

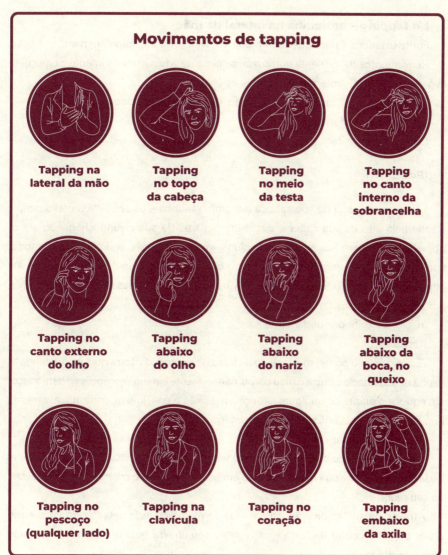

Movimentos de tapping

- Tapping na lateral da mão
- Tapping no topo da cabeça
- Tapping no meio da testa
- Tapping no canto interno da sobrancelha
- Tapping no canto externo do olho
- Tapping abaixo do olho
- Tapping abaixo do nariz
- Tapping abaixo da boca, no queixo
- Tapping no pescoço (qualquer lado)
- Tapping na clavícula
- Tapping no coração
- Tapping embaixo da axila

No tapping – batidinha na lateral da mão

Fonte Criadora, Criador de tudo o que é, Divino Criador, limpa em mim:

Pensamentos de menos valia, sentimentos de estar velha e emoções negativas como: ninguém olha mais para mim, eu sou feia...

Está Cancelado, Cancelado, Cancelado, Cancelado, Cancelado.

Comando: Transforma.

Entre em Ponto Zero (Ausência total de pensamentos. Silencie sua mente. Não se preocupe se conseguir permanecer nesse estado apenas por alguns segundos).

(PAUSA)

No tapping – batidinha na lateral da mão

Fonte Criadora, Criador de tudo o que é, Divino Criador, limpa em mim:

Pensamentos de me sentir horrorosa, sentimentos de não merecimento e emoções negativas que estão interferindo nos meus chakras.

Está Cancelado, Cancelado, Cancelado, Cancelado, Cancelado.

Comando: Transforma.

Entra em Ponto Zero...

(PAUSA)

Visualize em cima de sua cabeça um aroma branco e os seus raios estão penetrando pelo alto de sua cabeça, descendo por trás da sua coluna, chegando até o primeiro chakra que fica na base da coluna, invadindo com o seu perfume por toda sua base. Sinta a energia desse perfume branco, purificando e retirando todas as impurezas que impedem a sua plena atividade. Permaneça nessa visualização ativa por alguns minutos.

Inspira e expire profundamente

Repita...

"Eu (diga o seu nome) me conecto ao fluxo de energia da Terra que absorve toda a minha negatividade e nutre o meu corpo, minha mente e minhas emoções. Permaneço em equilíbrio diante de qualquer situação, me sinto plena, jovem, linda, nova, segura, bonita, esplêndida, confiante, em paz comigo mesma."

Respire profundamente...

E agora que o seu chakra básico está limpo e purificado, visualize uma grande e linda flor de lótus na sua frente, girando em sentido horário e criando faixas coloridas ao seu redor.

Através da sua inspiração, atraia a luz vermelha emitida pela flor de lótus para o seu primeiro centro de força e carregue o seu chakra básico, ativando-o em sua plena atividade.

Inspire e expire profundamente e permaneça nessa visualização ativa por alguns instantes, até o primeiro centro de força girar em sentido horário, fortalecido mais e mais com a cor vermelha.

Entre em Ponto Zero...

(PAUSA)

Nesse momento, inspire profundamente! Visualize o aroma branco descendo por trás de sua coluna e invadindo com seu perfume o seu chakra sacro, localizado na região abaixo do umbigo. Sinta que a essência branca está aqui e agora, limpando, purificando e retirando todas as impurezas que impedem a sua plena atividade. Permaneça nessa visualização ativa por alguns minutos.

Inspire e expire profundamente...

E repita...

"A beleza flui através de mim, sou apaixonada por mim, eu me amo e me aceito como eu sou, eu honro, valorizo e respeito o meu corpo."

E agora que o seu chakra sacro está limpo e purificado, atraia a luz laranja emitida pela flor de lótus, ativando a sua plena atividade.

Inspire e expire profundamente e permaneça nessa visualização ativa por alguns instantes, até o segundo centro de força girar em sentido horário, fortalecendo mais e mais com a cor laranja.

Entre em Ponto Zero...

(PAUSA)

Visualize do topo de sua cabeça novamente o perfume sagrado branco penetrando pelo alto de sua coluna e exalando seu aroma em seu terceiro chakra, o plexo solar. Esse chakra fica localizado acima da região do umbigo. Sinta que essa essência branca está aqui e agora limpando, purificando e retirando todas as impurezas que impedem a sua plena atividade. Permaneça nessa visualização ativa por alguns instantes.

Inspire e expire profundamente.

Repita:

"Eu (diga o seu nome) sou capaz de rejuvenescer e direcionar toda a minha atenção às pontas dos meus cromossomos e criar uma camada protetora em suas extremidades. Eu realizo e transformo o meu corpo através da energia emanada do Criador de tudo que é".

E agora que o seu plexo solar está limpo e purificado através da inspiração, atraia a luz amarela da flor de lótus para o seu terceiro chakra, ativando-o plenamente.

Inspire e expire profundamente e permaneça nessa visualização ativa por alguns instantes, até o terceiro centro de força girar em sentido horário, fortalecendo mais e mais com a cor amarela.

Entre em Ponto Zero...

(PAUSA)

Novamente, através de sua coluna, visualize a essência do perfume branco penetrando em sua cabeça, descendo e espalhando-se em seu chakra cardíaco. Sinta a purificação e a limpeza de todas as impurezas que impedem a sua plena atividade. Permaneça nessa visualização ativa por alguns instantes.

Inspire e expire profundamente.

Repita:

"Eu abro o meu coração, no centro do meu peito existe uma fonte infinita de jovialidade, beleza, plenitude, sinto o aspecto jovem despertar em mim.

EU SOU jovem!

Eu recebo a juventude!

Eu emano a juventude!

Na jovialidade eu vivo, me movo e existo".

Inspire visualizando a cor verde. Em cada exalação é dissolvida toda a não aceitação, a tristeza, a raiva que estão guardadas no consciente ou inconsciente.

Inspire profundamente e através da inspiração atraia a luz verde emitida pela flor de lótus carregando o seu chakra cardíaco, ativando a sua plena atividade.

Inspire e expire profundamente e permaneça nessa visualização ativa por alguns instantes, até o quarto centro de força girar em sentido horário, fortalecendo mais e mais com a cor verde.

Entre em Ponto Zero...

(PAUSA)

Visualize a energia do perfume branco penetrando pelo alto de sua cabeça, descendo por trás e invadindo o seu chakra laríngeo, localizado em sua garganta. A essência branca está limpando, purificando todas as impurezas que impedem a sua plena atividade. Permaneça nessa visualização ativa por alguns instantes.

Inspire e expire profundamente.

Repita:

"Através da energia da Fonte Criadora, Criador de tudo o que é, eu (diga o seu nome) expresso a minha beleza e sentimento em relação a mim de forma clara, amorosa e gentil, me comunico de forma confiante e segura com todas as pessoas e ouço o que os outros têm a dizer".

Inspire profundamente, e agora que ele está limpo e purificado, através da inspiração, atraia a luz azul-clara emitida pela flor de lótus e, com ela, carregue o seu chakra laríngeo, ativando-o em sua plena atividade.

Inspire e expire profundamente e permaneça nessa visualização ativa por alguns instantes, até o quinto centro de força girar em sentido horário, fortalecendo-se mais e mais com a cor azul-clara.

Entre em Ponto Zero...

(PAUSA)

E novamente, inspire profundamente e veja o perfume branco penetrando pelo alto de sua cabeça e expandindo pelo seu chakra frontal, limpando, purificando e retirando todas as impurezas que impedem a sua plena atividade. Permaneça nessa visualização ativa por alguns minutos.

Inspire e expire profundamente...

Repita:

"Essa energia ascende a minha intuição, penso com clareza, ouço e sigo a minha intuição que me guia através da Fonte Criadora, Criador de tudo o que é. Eu Sou DNA Jovem, Eu Sou DNA Jovem".

E agora que o seu chakra frontal está limpo e purificado, através da inspiração, atraia a luz azul-marinho da flor de lótus, visualizando um ponto brilhante dessa cor entre as sobrancelhas, irradiando com o pulsar de sua respiração.

Inspire e expire profundamente e permaneça nessa visualização ativa por alguns instantes, até o sexto centro de força girar em sentido horário, fortalecendo-se mais e mais com a cor azul-marinho.

Entre em Ponto Zero...

(PAUSA)

E novamente através da essência branca, visualize-a penetrando pelo alto de sua cabeça e exalando o perfume em seu chakra coronário, localizado no topo de sua cabeça, limpando, purificando e retirando todas as impurezas que impedem a sua plena atividade. Permaneça nessa visualização ativa por alguns instantes.

Inspire e expire profundamente...

Repita:

"A energia do Universo entra pelo alto da minha cabeça, se espalha de forma harmoniosa por todo o meu corpo. Sinto essa energia ativando e equilibrando todos os meus chakras, sou regida e inspirada pela energia emanada do Criador de tudo o que é, sou pura consciência, me sinto plena e em harmonia, em conexão com as fontes de energias universais abundantes e infinitas. A energia do Universo entra pelo topo da minha cabeça, se espalha de forma harmoniosa por todo o meu corpo, ativando e equilibrando todos os meus sete centros de força".

Inspire profundamente e agora que ele está limpa e purificada, atraia a luz lilás emitida pela flor de lótus e com ela carregue a força e energia do seu chakra coronário, ativando a sua plena atividade.

Inspire e expire profundamente e permaneça nessa visualização ativa por alguns instantes, até o sétimo centro de força girar em sentido horário, fortalecendo mais e mais com a cor lilás.

Entre em Ponto Zero...

(PAUSA)

Sinta, através da sua inspiração e expiração, a energia vital circular livremente, distribuindo essa energia jovem por todo o seu corpo, girando todos os seus centros de força em sentido horário e harmonicamente mais velozes, vibrando mais e mais em suas respectivas cores.

No tapping – batidinha na lateral da mão

Fonte Criadora, Criador de tudo o que é, Divino Criador Eu Sou.
Eu Sou a harmonia plena de todos os meus centros de força.
Eu Sou Bela, Eu Sou Jovem, Eu Sou Linda...
Está Feito, Está Feito, Está Feito.
Integra.
Entra em Ponto Zero.

(PAUSA)

Presença Divino Pai, Filho, Espírito, Eu Sou.
Eu Sou Grata pelo meu novo rosto!
Eu Sou Grata pela minha beleza, pela minha jovialidade.
Eu Sou Grata pelo equilíbrio de todos os meus chakras
Está Feito, Está Feito, Está Feito, Está Feito!
Integra.
Entra em Ponto Zero.

(PAUSA)

Nos meridianos

1ª rodada – batidinha com dois dedos em cada um dos meridianos, repetindo os comandos:

No topo da cabeça

Eu Sou Bela, Eu Sou Bela, Eu Sou Bela, Eu Sou Bela, Eu Sou Bela...

Na glândula pineal

Eu Sou Linda, Eu Sou Linda, Eu Sou Linda, Eu Sou Linda, Eu Sou Linda...

No cantinho interno da sobrancelha

Meu rosto é perfeito, meu rosto é perfeito, meu rosto é perfeito...

No cantinho do olho

Eu Sou Jovem, Eu Sou Jovem, Eu Sou Jovem, Eu Sou Jovem...

Embaixo do olho
Eu Me Vejo, Eu Me Vejo, Eu Me Vejo, Eu Me Vejo...

Embaixo do nariz
Eu Me Aceito, Eu Me Aceito, Eu Me Aceito, Eu Me Aceito...

Embaixo da boca
Eu me destaco, Eu me destaco, Eu me destaco, Eu me destaco, Eu me destaco...

No pescoço, na amigdala
Eu Sou a Mudança, Eu Sou a Mudança, Eu Sou a Mudança...
Enquanto vai batendo no meridiano do pescoço, crie a imagem que representa a nova mulher/homem que você já se tornou. A imagem perfeita que mostra a sua jovialidade, a sua plenitude, a sua beleza. O seu DNA e suas células com uma nova informação. Qual é a imagem que representa esse momento?

(PAUSA)

Na clavícula
Eu sou deslumbrante, Eu sou deslumbrante, Eu sou deslumbrante...
(Dê um sorriso interior enquanto você fala.)

No coração
Eu sou atraente, Eu sou atraente, Eu sou atraente, Eu sou atraente, Eu sou atraente...

Embaixo do braço
Eu sou graciosa, Eu sou graciosa, Eu sou graciosa...
Eu emito graça, Eu sou graça, Eu sou graciosa!

Em posição de oração
Eu Sou o Eu Sou.
Eu Sou o Eu Sou.
Eu Sou o Eu Sou.
Eu Sou a Paz.
Eu Sou a Iluminação.
Eu Sou Consciência Divina.
Eu Sou o Eu Sou.
(Silencia.)

Reprogramação celular: fonte da juventude

Encontre um lugar tranquilo e confortável. Escolha um local em sua casa onde você se sinta calma e que não tenha distrações. Sente-se e delicadamente deixe as costas eretas.

Concentre-se! Caso preferir praticar essa reprogramação com os olhos fechados, grave-a primeiro com sua voz, e após, aplique pelo menos uma vez ao dia, concentrando-se somente nos comandos da sua voz.

Inspire profundamente pelo nariz e expire pela boca. Sinta o ar entrando e saindo de seus pulmões.

Respiração HÁ (faça 3 ciclos).

Inspire (profundamente contando até 7).

Segure (contando até 7).

Solte (contando até 7).

Com os pulmões vazios (conte até 7).

Inspire profundamente e, ao expirar, relaxe todo o corpo, sinta o pulsar do seu coração.

Transporte essa energia até o centro da mãe terra e pulse toda a energia de volta para o seu corpo através dos seus pés.

Essa energia vai subindo por toda a sua coluna até o topo de sua cabeça.

Ela vai subindo e se conectando!

A energia primordial do Universo! Veja-se entrando em uma sala totalmente branca e iluminada.

Não há nada ali e algo aparecerá.

É para você!

Há uma porta com uma placa e nela está escrito "mistérios do corpo".

Aproxime-se dela. Se dê conta de que o corpo do qual estão falando é o seu.

E o nome que está escrito na placa é o seu.

Você está prestes a abrir a porta para desvendar o grande mistério.

Mas por que você deveria abrir a porta?

Existe um muro entre você e as suas células. Quando você olha para o seu corpo, não o compreende.

Você até mesmo o chama por suas partes, você diz: "Minha perna dói", em vez de: "Eu sinto dor nas minhas pernas".

As partes do seu corpo não estão em contato com você.

Existe um muro entre você e as suas células.

Como você pode destruir esse muro?

Você pode abrir a porta, sem medo e sem ansiedade.

Porém, no momento em que tentar a abrir, você vai perceber que é um pouco difícil.

Você precisará forçar um pouco, porque aquele muro criado entre você e a sua estrutura celular está grande e pesado.

Isso!

Finalmente a porta se abre totalmente e você começa a ouvir o que talvez sejam os sons do seu corpo.

Você não está familiarizada com esses sons. Um dos mais notáveis é o coração, você pode ouvir esses sons.

Existem muitos outros sons, sons de fluídos, som das sinapses, da eletricidade dos seus neurônios.

Tudo isso pode parecer um pouco estranho, mas você se dá conta de que é apenas o seu corpo.

Você vai atravessar o limiar dessa porta e de repente está em outro mundo.

Então você percebe que está dentro de uma sala de controle. Você pode ver os controles com funções específicas em seu corpo. Reconhecerá os controles do coração, do cérebro, da pineal e outros.

Você não tem o controle sobre esses temas específicos, como pensava que deveria ter, mas ainda assim é uma sala de controles e então você percebe algo...

Você não está só!

Dentro dela há uma infinidade de pequenas entidades. Você as reconhece, são o seu DNA. Nelas é possível ver pequenos nomes, iguais ao seu. Você não tem medo deles e eles não percebem a sua presença.

Aquelas pequenas entidades estão em toda parte, todos com seu nome gravado. Trabalham juntos, da melhor forma que podem, e então algo acontece...

Tudo fica em silêncio, por um momento...

E você ouve um sussurro... todos eles percebem que você entrou na sala.

Elas se voltam e se mostram para você, impressionadas, e você vê um grande sorriso em cada uma delas.

Quando se dão conta da celebridade na sala, andam em sua direção e se aglomeram ao seu redor.

Você pode ser milhares delas, simplesmente tocando. Você e elas estão muito felizes por você ter entrado na sala de controle!

Elas te admiram, pois a chefe chegou, estão tão empolgadas por te conhecer.

O passado que nunca visitou!

A sala de controle não tem nenhum idioma específico. As células querem se comunicar com você, querem te dizer algo.

Se você pudesse imaginar as mãos do seu DNA, elas estariam estendidas, como que se intuitivamente estivessem enviando uma mensagem.

Uma comunicação com a Centelha de Deus, a quem elas servem.

São apenas sinais parciais, mas nunca haviam encontrado uma chefe. E antes da porta se fechar, elas querem saber o que podem fazer por você.

Essa pergunta só pode ser respondida por você.

A sua consciência está começando a quebrar as barreiras e você pode conversar diretamente com as suas células.

Agora elas te ouvem...

Você sabia da frustração do DNA?

Este é o momento de pedir desculpas e expressar o que você realmente deseja.

"Eu Sou a saúde perfeita, em equilíbrio e juvenil!"

Fale diretamente com a pineal, pois ela tem um contato direto com o seu Eu Superior.

O que você diria a ela nesta sala de controle?

"Eu Sou plenitude e rejuvenescimento!"

Você está no centro, sinta o amor que o corpo tem por você, a alegria de receber os seus pedidos.

Nada mais te impede de voltar à sala de controle e conversar com as células.

Você é merecedor de tudo!

Não deixe que qualquer situação o afaste do centro da sua alma, da conexão direta com as células, as moléculas, com o seu DNA.

Neutralize tudo que a impede de encontrar a sua magnificência!

Sinta e abrace esse novo grupo de amigos!

Reprogramação celular: diálogo com minhas células

Encontre um lugar tranquilo e confortável. Escolha um local em sua casa onde você se sinta calma e que não tenha distrações. Sente-se e delicadamente deixe as costas eretas.

Concentre-se! Caso preferir praticar essa reprogramação com os olhos fechados, grave-a primeiro com sua voz, e após, aplique pelo menos uma vez ao dia, concentrando-se somente nos comandos da sua voz.

Inspire profundamente pelo nariz e expire pela boca. Sinta o ar entrando e saindo de seus pulmões.

Respiração HÁ (faça 3 ciclos).

Inspire (profundamente contando até 7).

Segure (contando até 7).

Solte (contando até 7).

Com os pulmões vazios (conte até 7).

As energias do planeta estão tão elevadas como nunca estiveram antes!

Isso facilita a nossa conexão com algo maior. Conexão com a Consciência da Fonte e que expande a nossa consciência para a autocura.

Então aqui e agora eu estou presente com toda a minha vida, a minha história, o meu corpo.

Alinhe a coluna com os pés, enraize-se na terra e mantenha a respiração plena.

Inspire profundamente e exale o ar. Respire com o seu coração!

A respiração do coração traz a calma interna e o sorriso aos seus olhos e à sua face.

Conecte seus pulmões ao seu coração e inicie com a reprogramação do seu DNA.

Você passou muito tempo proferindo mensagens depreciativas para as suas células: ao acordar não gostava do seu cabelo, se achava gorda, ou magra demais.

A partir de agora, decida dialogar de uma forma diferente com as suas células. Inicie o diálogo sentindo a vibração de cada célula, partícula e átomo do seu corpo.

Então, diga para elas: "Queridas células, demorei muito tempo para entrar em contato com vocês, mas agora sou eu que estou aqui para agradecer. Sou eu que estou aqui para agradecer o maravilhoso trabalho de vocês. Um trabalho fantástico que executam com perfeição diariamente, para manter a minha saúde e a minha existência. Quero, nesse momento, lhes fazer um pedido. Na verdade, é um novo comando. Queridas células, com gratidão a cada uma que vibra neste momento na frequência do amor, eu peço que se tornem jovens. Por favor, queridas células, continuem vibrando na frequência do amor".

Visualize cada célula do seu corpo em perfeita função, se expandindo em luz, se rejuvenescimento cada vez mais.

Todo o seu corpo se transforma agora em pura luz! Em jovialidade plena!

A luz que ilumina cada órgão, cada parte do seu corpo, cada ato e nesse momento você sente uma área do corpo específica.

Sinta em qual parte do seu corpo suas células estão celebrando mais? Pela alegria pura, um arrepio...

O simples contato com elas já a deixa feliz, e essa alegria contagia o seu corpo inteiro.

Cresce em você, portanto, a intuição e a intenção de jovialidade no diálogo com as suas células.

Comprometa-se com o diálogo diário com suas células queridas. Chame-as todos os dias e sinta o seu corpo alcalinizado pelo amor e se iluminando de forma quântica.

Dessa forma, você muda a frequência vibracional do seu corpo e se abre para a grande sabedoria, para a gratidão, e um amor maior.

Leve jovialidade, inspire jovialidade, retenha jovialidade em cada uma de suas células e exale essa informação energética a partir de agora.

Reprogramação celular da imortalidade

Encontre um lugar tranquilo e confortável. Escolha um local em sua casa onde você se sinta calma e que não tenha distrações. Sente-se e delicadamente deixe as costas eretas.

Concentre-se! Caso preferir praticar essa reprogramação com os olhos fechados, grave-a primeiro com sua voz, e após, aplique pelo menos uma vez ao dia, concentrando-se somente nos comandos da sua voz.

Inspire profundamente pelo nariz e expire pela boca. Sinta o ar entrando e saindo de seus pulmões.

Respiração HÁ (faça 3 ciclos).

Inspire (profundamente contando até 7).

Segure (contando até 7).

Solte (contando até 7).

Com os pulmões vazios (conte até 7).

Repita:

Esse decreto de regeneração celular faz com que a minha mente se livre de todos os falsos conceitos de velhice e morte do corpo físico.

Pois vivo do eterno e através da respiração controlada absorvo para os meus corpos a eterna juventude e beleza da imortalidade.

Esta realidade a cada momento, através da sagrada respiração controlada, afirmo com muito amor ao meu corpo diariamente:

"Eu sou imortal!"; "Eu sou eternamente jovem!"; "Eu sou linda!"; "Eu sou saudável!".

Ordeno ao meu corpo que acelere essa poderosa atividade de regeneração celular, dia após dia. Através de cada respiração, sonhando... cada vez mais jovem e saudável!

Todos os chakras, células, moléculas e átomos do meu corpo giram no sentido contrário ao movimento gravitacional, libertando-me para sempre da força gravitacional do planeta. Dando-me os poderes de levitação, interiorização, longevidade, imortalidade, juventude e beleza eterna.

Eu Sou a poderosa regeneração celular dos meus corpos atômicos.

Comando agora, a todas as 10 bilhões de células do meu corpo físico, que girem no sentido contrário aos ponteiros do relógio.

Da direita para a esquerda!

Invertendo a espiral gravitacional que prende o meu corpo ao centro do planeta. E todas as células que nascerem a partir de hoje receberão automaticamente essa mesma programação celular antigravitacional e instantânea.

Eu estou no controle absoluto do destino do meu corpo e nada mais pode interferir nisso.

Eu decidi, a partir de hoje, aceitar somente a perfeição. Eu decidi viver. Eu decidi ser imortal. Eu reprogramo as minhas glândulas a produzirem harmoniosamente os hormônios necessários para a manutenção da minha beleza, jovialidade e saúde eterna.

Comando, conscientemente, a regressão de todas as células do meu corpo para a idade cronológica de anos que eu desejo ter, abrindo assim o portal dimensional para o eterno, a imortalidade do meu corpo.

Neste terceiro milênio, da era de aquário, a idade de ouro de Saint German. A Era da imortalidade da alma e de todas as potencialidades do ser.

Eu Sou eternamente jovem e bela!

Eu Sou perfeita!

A minha aparência se assemelha à de um jovem de quantos anos eu desejar.

Eu aceito isso, plenamente realizada com meu corpo e sentimentos, porque decretei com toda a plenitude da minha presença Crística Eu Sou.

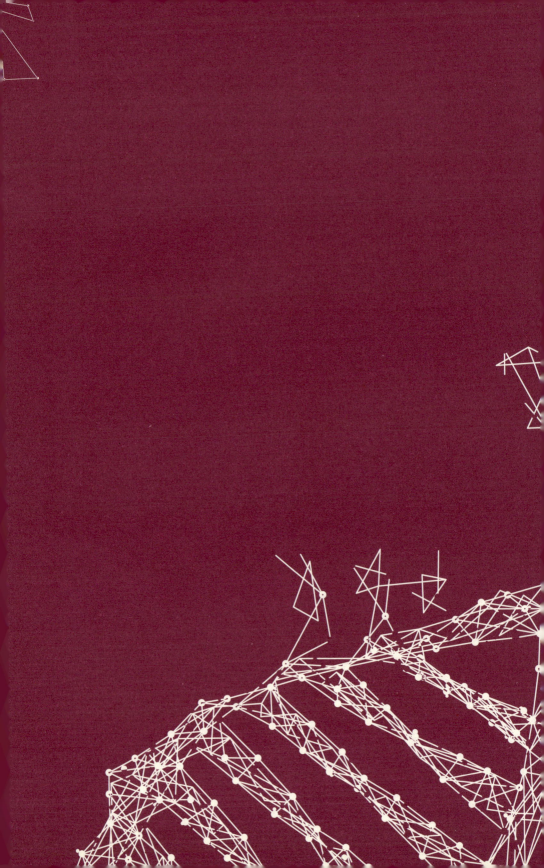

Ferramentas extras

Técnica Holo Rejuvenescimento

Para alcançar os melhores resultados no seu processo de rejuvenescimento consciente, você precisa identificar e desprogramar as crenças limitantes que te impedem de acreditar que é possível rejuvenescer ou, pior, que te fazem acreditar que envelhecer é sinônimo de doença e debilidade.

A seguir, separei para você uma lista com as principais crenças limitantes que alguém pode ter a respeito de idade, envelhecimento, saúde, bem-estar e beleza. Leia-as bem devagar, prestando atenção e marcando aquelas que ressoam com você:

Somos feitos para envelhecer.
É natural que o corpo se degenere com o tempo.
Somos vítimas do tempo.
O tempo é cruel.
Meu corpo está envelhecendo a cada dia que passa.
O envelhecimento é um processo natural, normal e inevitável.
Envelhecimento é sinônimo de limitação e sofrimento.
Envelhecimento é sinônimo de debilitação física e mental.
Isso é da idade (referindo-se a qualquer problema).
Estou velha demais para... (qualquer coisa).
Meu tempo está acabando.
O tempo está acabando comigo.
Minha juventude já era.
Jovens são transgressores e irresponsáveis.
Jovens são mal-educados e desrespeitosos.
Não tenho mais condições físicas pra praticar esportes.
Não tenho mais idade para namorar.
A idade é avassaladora.
Todo idoso é dependente.
A velhice limita muito as pessoas.
Idosos não são produtivos.
Idosos são um fardo para a família.
Namorar é coisa para gente jovem. Já passei dessa época.
O mercado não tem interesse em contratar gente da minha idade.
Tarde demais para abrir um negócio. Não tenho mais vigor e disposição para isso.
Sem condições de voltar a estudar. Não tenho mais idade para isso.
Quando a gente fica velho aparece um monte de problema.
Velho vive doente.
Há coisas que simplesmente não dá mais para fazer na idade em que estou.
Chega uma idade em que você não pode mais usar certas roupas.
É normal ter problema de memória depois de velho.

Aposto que você descobriu que tem alguma crença limitante (ou, talvez, várias). Para que você possa desprogramá-las e reprogramar uma nova mentalidade – a mentalidade do seu Novo Eu jovem, bela, feliz e cheia de vida – eu vou compartilhar com você o roteiro incrível da Técnica Holo Rejuvenescimento, uma versão adaptada da Técnica Hertz®, focada no pilar Holo Rejuvenescimento.

Na prática, você passará pelos quatro ciclos da Holo Cocriação®, além de ser a Técnica Hertz na versão 2.0 meditativa Holograficamente. Logo após passar pelo ciclo de harmonização das quatro mentes, você seguirá limpando, desprogramando, programando, reprogramando e harmonizando o seu sonho!

Carregamos muitos lixos mentais, muitas crenças sabotadoras, medos, traumas, mágoas e dores emocionais, mas tudo isso pode ser transmutado com a Técnica Hertz®. Se você ainda não conhece, é a técnica mais magnífica que eu criei, a estrela do meu treinamento fechado Holo Cocriação de Sonhos e Metas®, o mais completo treinamento sobre cocriação e materialização de uma nova realidade. Ela é o entrelaçamento quântico de mais de trinta terapias energéticas e ferramentas. Um de seus principais objetivos é a desprogramação de crenças limitantes, armazenadas desde sua Mente Pré-consciente, além da programação e elevação da sua Frequência Vibracional® para a cocriação do seu Novo Eu e de todos os seus sonhos.

A Técnica Hertz® é a melhor e mais completa ferramenta do mundo, pois ela passa por todos os ciclos de programações para uma nova realidade, além de fortalecer a reconexão com a Fonte. A técnica é um entrelaçamento Quântico no Universo e isso a torna muito poderosa para o nosso planeta. É muito importante que você a pratique de corpo e alma, sentindo reverberar em cada célula do seu corpo!

A Técnica Hertz® é de ampla aplicação – qualquer sonho e qualquer realidade em qualquer área da vida podem ser cocriados com a sua prática. Mas, aqui, vamos focar em uma versão adaptada para o rejuvenescimento, que vem acompanhada de uma poderosíssima meditação guiada.

Ajuste o roteiro abaixo incluindo as crenças limitantes da lista acima, de acordo com as quais você se identificou, adicionando ou adaptando com as especificidades do seu desejo.

Minha sugestão é que você grave esse roteiro com sua própria voz. A técnica, juntamente com a meditação guiada, deve ser praticada por vinte e um dias consecutivos. Você pode praticá-la apenas uma vez por dia ou, se quiser acelerar e potencializar seus resultados, pode repetir quantas vezes quiser. Preferencialmente, pratique a técnica de manhã, logo ao acordar e/ou a noite, antes de dormir.

Observe que na prática da Técnica Hertz® você vai utilizar o tapping (batidinhas suaves com as pontas dos dedos) em alguns pontos específicos, chamados meridianos, enquanto repete os comandos, conforme mostra na figura abaixo:

GENE DA JUVENTUDE

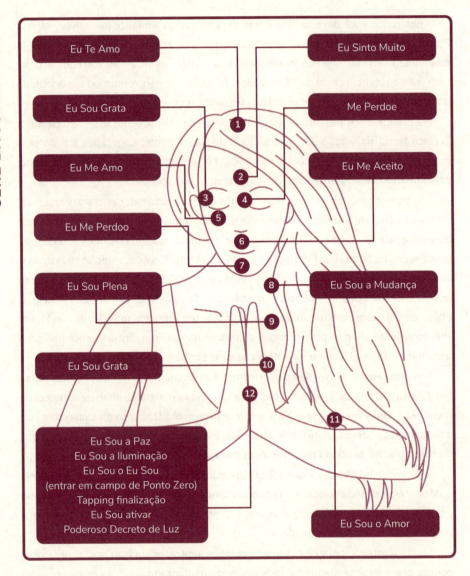

- Eu Te Amo
- Eu Sinto Muito
- Eu Sou Grata
- Me Perdoe
- Eu Me Amo
- Eu Me Aceito
- Eu Me Perdoo
- Eu Sou Plena
- Eu Sou a Mudança
- Eu Sou Grata
- Eu Sou a Paz
- Eu Sou a Iluminação
- Eu Sou o Eu Sou
- (entrar em campo de Ponto Zero)
- Tapping finalização
- Eu Sou ativar
- Poderoso Decreto de Luz
- Eu Sou o Amor

ROTEIRO DA TÉCNICA HOLO REJUVENESCIMENTO

Sente-se confortavelmente, em posição faraó (sentado, com os pés no chão). Repita todos os comandos da técnica sempre em voz alta, com muita convicção. Quando aprender os movimentos da técnica, poderá praticá-la de olhos fechados. Se preferir, coloque uma música de fundo, que vibre em alta frequência. No Aplicativo Elainne Ourives, disponibilizo gratuitamente faixas de músicas para técnicas.

Vamos começar!

Inspire contando até sete; segure o ar contando até sete; expire contando até sete; mantenha os pulmões vazios contando até sete (repita esse processo três vezes).

Tapping na lateral da mão – direita ou esquerda
Fonte Criadora, Criador de Tudo o Que É, Divino Criador, limpa em mim:
Sentimentos de tristeza e inferioridade que sinto neste momento e me impedem de rejuvenescer.
Está Cancelado, Cancelado, Cancelado!

Tapping na lateral da mão – direita ou esquerda
Fonte Criadora, Criador de Tudo o Que É, Divino Criador, limpa em mim:
O que mais você precisa limpar? (Diga aqui quais são as crenças limitantes que você deseja limpar e desprogramar.)
Está Cancelado, Cancelado, Cancelado!
Transforma! Transmuta!
Entre em Ponto Zero (é o ponto de meditação, com ausência total de pensamento. Não se preocupe, você conseguirá ficar nesse ponto, sem pensar, por poucos segundos. Mas a prática constante fará com que esse tempo melhore cada dia mais).

Tapping na lateral da mão – direita ou esquerda
Fonte Criadora, Criador de Tudo o Que É, Divino Criador, Eu Sou.
Eu Sou Amor-próprio; Eu Sou Autoestima; Eu sou Segurança; Eu Sou Plenitude...
Está Feito, Está Feito, Está Feito!

Tapping na lateral da mão – direita ou esquerda
Fonte Criadora, Criador de Tudo o Que É, Divino Criador, Eu Sou.
Eu Sou Amor; Eu Sou Alegria; Eu Sou Gratidão.
Está Feito, Está Feito, Está Feito!

Tapping na lateral da mão – direita ou esquerda
Fonte Criadora, Criador de Tudo o Que É, Divino Criador, Eu Sou.
(Qual é o seu novo Eu Sou?)
Está Feito, Está Feito, Está Feito!
Integra! Absorve!
Entre em Ponto Zero.

Tapping na lateral da mão – direita ou esquerda
Presença Divino Pai, Filho, Espírito, Eu Sou.
Eu Sou Grata pelo meu amor-próprio; Eu Sou Grata pela minha autoestima; Eu Sou Grata pelo amor.
Está Feito, Está Feito, Está Feito!

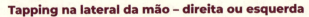

GENE DA JUVENTUDE

Tapping na lateral da mão – direita ou esquerda
Presença Divino Pai, Filho, Espírito, Eu Sou.
Eu Sou Grata pela minha alegria; Eu Sou Grata pela minha gratidão; Eu Sou Grata pela conquista do meu rejuvenescimento.
Está Feito, Está Feito, Está Feito!

Tapping na lateral da mão – direita ou esquerda
Presença Divino Pai, Filho, Espírito, Eu Sou.
Eu Sou Grata por... (Pelo que mais você é grata?)
Está Feito, Está Feito, Está Feito!
Entre em Ponto Zero.

Tapping no topo da cabeça
Eu Te Amo, Eu Te Amo, Eu Te Amo.

Tapping no meio da testa
Eu Sinto Muito, Eu Sinto Muito, Eu Sinto Muito.

Tapping no cantinho interno da sobrancelha
Me Perdoe, Me Perdoe, Me Perdoe.

Tapping no cantinho externo do olho
Obrigada, Obrigada, Obrigada.

Tapping abaixo do olho
Eu Me Amo, Eu Me Amo, Eu Me Amo.

Tapping abaixo do nariz
Eu Me Aceito, Eu Me Aceito, Eu Me Aceito.

Tapping abaixo da boca, no queixo
Eu Me Perdoo, Eu Me Perdoo, Eu Me Perdoo.

Tapping no pescoço (qualquer lado)
Eu Sou a Mudança, Eu Sou a Mudança, Eu Sou a Mudança.

Visualize a sua nova versão, a sua mudança, o seu novo você. Foque na sua autoimagem, não no teu sonho.

Qual é o seu novo semblante?
Aumente essa imagem em 5 metros de altura.
Como você está vestida?
Entre nessa imagem, vista o seu corpo, ouça com os seus ouvidos, fale com a sua boca, veja com os seus olhos.
Pergunte-se: O que estou sentindo?
Sinta o seu Novo Eu plasmando em você.
Entre em Ponto Zero.

Tapping na clavícula
Eu Sou Alegria, Eu Sou Alegria, Eu Sou Alegria.

Tapping no coração
Eu Sou Grata, Eu Sou Grata, Eu Sou Grata.

Tapping embaixo da axila
Eu Sou Amor, Eu Sou Amor, Eu Sou Amor.
Entre em Ponto Zero.

Tapping na clavícula
Presença Divina Consciência de Luz.
Consciência que Habita Minha Alma.
Eu Sou Digna de Tudo!

Tapping no coração
Presença Divina Consciência de Luz.
Consciência que Habita Meu Espírito.
Eu Sou o Poder!

Tapping embaixo da axila
Presença Divina Consciência de Luz.
Consciência que habita a minha nova realidade.
Eu Sou HOLO COCRIADOR de Tudo!
Isto é real! Isto é real! Isto é real!

Coloque suas mãos em posição de oração
Eu Sou ATIVAR A VIDA INCRÍVEL EM MINHA ALMA AGORA!
Eu Sou Paz; Eu Sou Iluminação; Eu Sou Amor-próprio; Eu Sou Autoestima; Eu Sou Amor; Eu Sou Alegria; Eu Sou Gratidão...

Diga qual é o seu Novo Eu: "Eu Sou...".

Visualize o seu sonho realizado neste momento!

Qual é a imagem que simboliza o seu sonho realizado?

Em todas as suas visualizações, coloque os cinco sentidos humanos em movimento (sinta, toque, ouça, cheire, veja). Coloque muita cor, brilho, nitidez e deixe a imagem bem grande, com 5 metros de altura.

Imagine que você está se olhando no espelho, veja como rejuvenesceu vários anos. Sua pele está cada vez mais linda, aprecie a imagem que você vê de si, com amor, com carinho, com respeito, com orgulho de quem se tornou.

Visualize-se indo para um jantar em família e quando você chega, repare que todos estão com os olhos voltados para você. Eles começam a te elogiar, falar que você está muito linda, mais jovem, feliz e plena. Ouça e agradeça a cada um desses elogios.

Visualize-se chegando ao seu local de trabalho e ouvindo seus colegas a elogiando, dizendo que você está muito linda, rejuvenescida. E de repente uma colega pergunta qual foi a mágica que você fez para ficar com esse aspecto mais jovial, linda e atraente. Então você ri, com alegria e vitalidade.

Visualize a sua melhor amiga a felicitando, dizendo: "uauuu, parabéns, você conseguiu rejuvenescer xx anos, está linda demais, muito mais sexy. Me passa a receita".

Visualize o seu namorado, marido ou paquera dizendo para você o quanto você está linda, atraente, sexy, sedutora e muito mais jovem. E ele diz: "Nossa, meu amor, mesmo depois desse tempo que estamos juntos, você está cada dia mais jovem e linda". Ouça-o falar aquilo que você tanto quis ouvir.

Eu não sei qual é a imagem, mas você sabe. Então, visualize esse momento especial e repleto de alegria em sua vida!

Pergunte-se: O que estou sentindo? Sinta todas essas emoções tomarem conta de você e sinta gratidão pelo seu sonho realizado.

Repita o seu Eu Sou: Eu Sou Amor-próprio; Eu Sou Autoestima; Eu Sou Amor; Eu Sou Alegria; Eu Sou Gratidão...

Diga o seu novo Eu Sou...

Eu Sou Ativar Números Quânticos para Manifestação em Luz;

Eu Sou Ativar Números Quânticos para o Rejuvenescimento em Luz;

Eu Sou Ativar 2145432;

Eu Sou Ativar 519 606 901 319;

Eu Sou Ativar 58964959431;

Eu Sou Ativar 1234895;

Eu Sou Ativar 741;

Eu Sou o Eu Sou;

Eu Sou Ativar – Poderoso Decreto de Luz.

Aqui finalizamos a nossa Técnica Holo Rejuvenescimento. Na sequência, você vai praticar uma meditação guiada.

Meditação guiada sequencial

"Presença Divina Consciência de Luz, localize a origem, no meu pré-consciente, no inconsciente, na minha linha de ancestralidade, de todas as minhas crenças limitantes, sentimentos e pensamentos negativos que estão impedindo o meu rejuvenescimento a nível celular e molecular."

Visualize tudo o que você está sentindo nesse momento, veja imagens passando rapidamente na sua tela mental. Permita-se sentir a emoção de cada cena em movimento. Foque apenas nos sentimentos, e localize onde dói. O que dói? É importante reviver essas cenas para que os Mestres de Luz possam localizar a origem das dores emocionais e transmutá-la em pura Luz Primordial. Entre em Ponto Zero, ausência absoluta de pensamentos, ativado por qualquer consciência. O ponto de Deus, a unificação com a Fonte Criadora, silencie.

Localize novamente o desconforto, se for físico aonde dói no seu corpo? Pode ser uma dor de cabeça, no peito, nas costas, na barriga, enfim. Se for dor emocional, foque em como você se sente ao vibrar nessa emoção. Se for um sentimento de tristeza, veja como você se comporta, veja o seu semblante, a maneira como você age. Forme uma imagem para esse sentimento. E entre em Ponto Zero.

Mentalmente, pegue essa imagem e a destrua, você pode rasgar, queimar, recortar, destrua-a em pedacinhos e assopre o que sobrou para o Universo.

Repita o comando: "Fonte Criadora, Criador de Tudo o Que É, Divino Criador, Limpa em mim... O que mais você precisa limpar? Tristeza, medo, baixa autoestima, infelicidade, mágoa, depressão, angústia, desespero, não aceitação. (Diga novamente quais são as crenças limitantes que deseja limpar e desprogramar). Está Cancelado, Cancelado, Cancelado!".

"Fonte Criadora, Criador de Tudo o Que É, Divino Criador, localiza em mim, nas profundezas do meu inconsciente, a origem de todas as minhas crenças e sentimentos que estão impedindo o meu rejuvenescimento. Está Cancelado, Cancelado, Cancelado!"

Entre em Ponto Zero.

Crie uma imagem que represente a sua cura, que todas as suas dores foram canceladas, crie a imagem do seu Eu do futuro jovem, pleno, feliz e revigorado, do jeito que você sempre sonhou. Qual a imagem que simboliza a sua cura?

Entre em Ponto Zero.

Neste momento, as mentes pré-consciente e inconsciente foram ativadas e alinhadas através das limpezas mentais e ressignificações das dores emocionais de tudo o que te impedia de conquistar o corpo jovial. Acabou! Transforma! Transmuta! Entre em Ponto Zero.

Visualize saindo de você uma grande energia na cor do arco-íris, essa energia dá a forma para uma tela holográfica na sua frente, projete nessa tela a imagem que representa o seu corpo, seu rosto dos sonhos, ideal e perfeito.

GENE DA JUVENTUDE

Agora crie uma imagem em movimento, projete uma situação a qual você tenha alguma resistência, talvez você andando de biquíni/sunga na praia, na piscina com os seus amigos. É importante perceber como você reage nessa cena, se tem resistência ou aceitação. Viva essa cena intensamente.

Repita o comando para que essa resistência não exista mais, e essa imagem plasme em você, fazendo parte de cada célula, molécula e DNA: "Fonte Criadora, Criador de Tudo o Que É, Divino Criador, limpa em mim, desconforto que sinto, não aceitação do meu corpo e da minha idade que vivo, vergonha que sinto. Está Cancelado, Cancelado, Cancelado! Nesse instante, elimino toda e qualquer resistência do meu inconsciente. 4818951749814".

"Consciência Presença Divina de Luz, Eu ATIVO o Código Quântico para o Rejuvenescimento em Luz: 2145432."

"Fonte Criadora, Criador de Tudo o Que É, Divino Criador, a partir deste momento eu decreto a aceitação do meu corpo, da minha aparência e da minha idade, Agora!"

"Consciência Presença Divina de Luz, Consciência que está em minha alma, eu decreto a instalação dos sentimentos de amor-próprio, autoestima, autoperdão, aceitação, aprovação, liberdade e alegria que eu desejo sentir em cada célula, molécula e DNA do meu corpo, para a felicidade e o bem maior! Está Feito, Está Feito, Está Feito!"

Neste instante, a mente consciente foi ativada e alinhada vibracionalmente, diretamente na Matriz Holográfica®. Mantenha a estabilidade da sua frequência acima de 350 Hertz, de preferência, pois essa é a frequência da aceitação! Quando aceitamos a nossa idade, a nossa aparência, a vida e as pessoas como são, tudo ao nosso redor começa a mudar! Quando eu mudo, o mundo muda!

Visualize a imagem que representa a sua nova versão do futuro, linda, jovem, feliz e transbordando amor. Coloque os cinco sentidos em uma cena em movimento. Vou contar até três e você vai flutuar até essa cena e vestir o seu corpo.

Um... dois... três... Flutue e entre no seu corpo, ouça com os seus ouvidos, fale com a sua voz, veja qual é a textura desse sonho, qual é o sabor. Associe tudo isso com um forte sentimento.

Repita: "Eu Sou rejuvenescimento em Luz. Pulsar, Pulsar, Pulsar. Eu Me Amo, Eu Me Aceito, Eu Me Perdoo. Eu Sou Jovem, Eu Sou Linda, Eu Sou Amor, Eu Sou Autoestima, Eu Sou Bela, Eu Sou Luz, Eu Sou Iluminação. Eu Sou Consciência Final. Eu Sou o Eu Sou".

Visualize-se saindo do seu corpo e flutue em direção ao Universo, vá em direção a 7ª dimensão. Veja o holograma da Flor da Vida, projete nessa tela a imagem do corpo ideal e perfeito. Entre nessa imagem, perceba tudo ao seu redor.

Como você se sente? Como você se comporta? Quais são seus pensamentos e sentimentos predominantes? Quais são as suas ações diárias para colapsar o corpo jovial dos sonhos? O que as pessoas estão falando a seu respeito? Quantos anos elas pensam que você tem, de acordo com a sua aparência?

Entre em Ponto Zero.

Visualize uma linda floresta ao seu redor, ouça o barulho de um riacho e perceba que ele está pertinho de você, comece a caminhar. Veja quais os animais que existem nessa floresta, um tigre, as águias, borboletas... e continue caminhando. Sinta o aroma das flores, plantas e árvores.

Aviste o riacho, veja que a cor da água é azul com muito brilho, é o riacho mais lindo que você já viu em toda a sua vida. Nesse instante, os raios solares penetram a sua pele, então você decide tirar a sua roupa e entrar nessa água mágica. Veja-se nua e entre nesse riacho, sinta a água geladinha nos seus pés, sinta a textura da água, sinta a energia reverberar pelo seu corpo.

Comece a caminhar até chegar à parte em que o riacho vira um lago um pouco mais fundo e, de repente, a cor da água muda para o amarelo. Veja na sua frente surgirem muitas sereias, lindas e belas, com a aparência jovial. Veja diversas águias voando ao seu redor. Sinta as energias desses arquétipos reverberarem pelo seu campo vibracional e relacional.

Agora você vai mergulhar nessa água e sentir as suas células, moléculas e DNA se renovarem, todo o seu corpo começa a se transformar, você sente que está mais jovem. Olhe para a sua pele e veja as mudanças ocorrerem. Sinta a vitalidade fazer parte de você, mergulhe nessa água mágica e deixe o sentimento de gratidão tomar conta de você. Entre em Ponto Zero.

Visualize novamente na palma da sua mão a imagem que representa o seu rejuvenescimento, a idade que você deseja ter aparentemente. Agora leve a mão ao coração e empurre essa imagem para dentro de você. Sinta o seu sonho fazer parte de você, integrando o seu campo quântico.

O seu Novo Eu Holográfico do futuro está cocriado, diretamente na Fonte Criadora, a partir de agora ele integra nas suas células, moléculas e DNA, fazendo parte de você. "Eu sou ATIVAR Números Quânticos para o Rejuvenescimento em Luz. 519 606 901 319."

Agora volte para o seu corpo, levando com você a energia Cósmica, a energia do Criador. Tudo o que está ao seu redor foi cocriado por você, assim como o seu envelhecimento! É claro que envelhecer faz parte da vida humana, mas quem decide por acelerar esse processo é você, através de tudo o que você emosentizar todos os dias. Quer criar um corpo, uma pele, um rosto e uma mente mais jovial? Então seja feliz no momento presente!

Compreenda que as ações para tornar esse sonho em realidade física nascem através dos seus comportamentos, basta parar de sonhar e começar a agir. Sonhar vem da mente consciente, agir em direção aos seus sonhos faz parte da mente inconsciente.

Agora reflita: Por que você deseja rejuvenescer? Quando pretende realizar isso? Como seria a sua vida se você já tivesse atingido o seu rejuvenescimento?

O segredo está em sentir-se jovem antes de ter a jovialidade (ser para ter). Desse jeito, você receberá o seu desejo. Comece alinhando-se vibracionalmente na frequência da alegria. A sua realidade não pode ser uma condição para o alinhamento, ela é uma consequência desse alinhamento.

Se você não tem a aparência desejada, é porque está pedindo do jeito errado. Nunca esqueça que nós somos os cocriadores de nossas vidas, Deus só diz sim para aquilo que pedimos.

Então o que você quer? O que faz o seu coração vibrar? Transforme a resposta em uma cena em movimento, associe a um forte sentimento, faça uma foto dessa cena e escreva uma legenda como se você estivesse contando a historinha dessa foto. Agora poste nas suas redes sociais, leia os comentários de seus amigos, veja-o te dando a idade desejada, veja todos os elogios e vibre na alegria pela conquista do seu sonho realizado.

Nesse momento, as 4 mentes foram alinhadas e ativadas diretamente na Fonte Criadora (Mente Pré-consciente, Inconsciente, Consciente e Superior). O seu sonho está alinhado e harmonizado com elas! Está Feito, Está Feito, Está Feito!

Entre em Ponto Zero, congele a mente no Universo.

Desfrute deste momento pelo período que desejar e, quando estiver pronta, você pode voltar e abrir os olhos.

Técnica Holo Autoestima

Como a Técnica Holo Rejuvenescimento, a Técnica Holo Autoestima também é uma adaptação da Técnica Hertz® em uma versão direcionada para despertar e elevar a sua autoestima. Na sequência da prática da Técnica Hertz®, você também deve fazer uma linda meditação guiada para potencializar ainda mais os seus resultados.

Pratique essa técnica caso você perceba que sua autoestima precisa de um "upgrade". Afinal, para cocriar seu Novo Eu, linda, jovem e feliz, você precisa acreditar que é capaz e merecedora, você precisa elevar sua autoestima, amar-se e aceitar-se completamente.

Para praticar essa técnica, siga as mesmas orientações da Técnica Holo Rejuvenescimento: grave o roteiro com sua própria voz e pratique a técnica por vinte e um dias consecutivos, pelo menos uma vez por dia, preferencialmente pela manhã ao acordar e/ou a noite, antes de dormir.

Roteiro da técnica Holo Autoestima com meditação guiada

Sente-se confortavelmente e feche seus olhos.

Inspire contando até 7; segure o ar contando até 7; expire contando até 7; mantenha os pulmões vazios contando até 7 (repita esse processo por 3 vezes).

Tapping na lateral da mão – direita ou esquerda
Fonte Criadora, Criador de Tudo o Que É, Divino Criador, limpa em mim:
Sentimentos de autocrítica e rejeição que sinto neste momento.
Está Cancelado, Cancelado, Cancelado!

Tapping na lateral da mão – esquerda ou direita
Fonte Criadora, Criador de Tudo o Que É, Divino Criador, limpa em mim:
Sentimento de não merecimento e complexo inferioridade que sinto e todas as crenças limitantes que estão me impedindo de elevar a minha autoestima.
Está Cancelado, Cancelado, Cancelado!

Tapping na lateral da mão – esquerda ou direita
Fonte Criadora, Criador de Tudo o Que É, Divino Criador, limpa em mim:
O que mais você precisa limpar? (Se você tiver suas crenças identificadas, diga quais são.)
Está Cancelado, Cancelado, Cancelado!
Transforma! Transmuta!
Entre em Ponto Zero.

Tapping na lateral da mão – esquerda ou direita
Fonte Criadora, Criador de Tudo Que É, Divino Criador, Eu Sou:
Eu Sou Acolhida; Eu Sou Amada; Eu Sou Incrível.
Está Feito, Está Feito, Está Feito!

Tapping na lateral da mão – esquerda ou direita
Fonte Criadora, Criador de Tudo Que É, Divino Criador, Eu Sou:
Eu Sou Merecedora; Eu Sou Alegria; Eu Sou Aceitação.
Está Feito, Está Feito, Está Feito!

Tapping na lateral da mão – esquerda ou direita
Fonte Criadora, Criador de Tudo Que É, Divino Criador, Eu Sou:
Eu Sou... (Qual é o seu novo Eu Sou?)
Está Feito, Está Feito, Está Feito!
Integra! Absorve!
Entre em Ponto Zero.

Tapping na lateral da mão – esquerda ou direita
Presença Divino Pai, Filho, Espírito, Eu Sou:
Eu Sou Grata por me sentir acolhida; Eu Sou Grata por ser amada; Eu Sou Grata por merecedora.
Está Feito, Está Feito, Está Feito!

FERRAMENTAS EXTRAS

Tapping na lateral da mão – esquerda ou direita
Presença Divino Pai, Filho, Espírito, Eu Sou:
Eu Sou Grata por vibrar na aceitação; Eu Sou Grata pela alegria que sinto pulsar em meu coração agora. Eu Sou Grata por me ser incrível.
Está Feito, Está Feito, Está Feito!

Tapping na lateral da mão – esquerda ou direita
Presença Divino Pai, Filho, Espírito, Eu Sou:
Eu Sou Grata por... (Pelo que mais você é grata?)
Está Feito, Está Feito, Está Feito!
Entre em Ponto Zero.

Tapping no topo da cabeça
Eu Te Amo, Eu Te Amo, Eu Te Amo.

Tapping no meio da testa
Eu Sinto Muito, Eu Sinto Muito, Eu Sinto Muito.

Tapping no cantinho interno da sobrancelha
Me Perdoe, Me Perdoe, Me Perdoe.

Tapping no cantinho externo do olho
Obrigada, Obrigada, Obrigada.

Tapping abaixo do olho
Eu Me Amo, Eu Me Amo, Eu Me Amo.

Tapping abaixo do nariz
Eu Me Aceito, Eu Me Aceito, Eu Me Aceito.

Tapping abaixo da boca, no queixo
Eu Me Perdoo, Eu Me Perdoo, Eu Me Perdoo.

Tapping no pescoço (direto ou esquerdo)
Eu Sou a Mudança, Eu Sou a Mudança, Eu Sou a Mudança.

Visualize a sua nova versão, a sua mudança, o seu novo você. Aqui você vai focar a sua autoimagem e não o seu sonho. Ou seja, qual é o seu novo semblante? Aumente essa imagem em 5 metros de altura. Como você está vestida? Entre nessa imagem, vista o seu corpo, ouça com os seus ouvidos, fale com a sua boca, veja com os seus olhos.

E se pergunte: O que estou sentindo?

Sinta o seu Novo Eu plasmando em você.

Entre em Ponto Zero.

Tapping na clavícula
Eu Sou Alegria, Eu Sou Alegria, Eu Sou Alegria.

Tapping no coração
Eu Sou Grata, Eu Sou Grata, Eu Sou Grata.

Tapping abaixo da axila
Eu Sou Amor, Eu Sou Amor, Eu Sou Amor.
Entre em Ponto Zero.

Tapping na clavícula
Presença Divina Consciência de Luz.
Consciência que Habita Minha Alma.
Eu Sou Digna de Tudo!

Tapping no coração
Presença Divina Consciência de Luz.
Consciência que Habita Meu Espírito.
Eu Sou o Poder!

Tapping abaixo da axila
Presença Divina Consciência de Luz.
Consciência que Habita a Minha Nova Realidade.
Eu Sou HOLO COCRIADOR de Tudo!
Isto é real! Isto é real! Isto é real!

Em posição de oração
Eu Sou ATIVAR A VIDA INCRÍVEL EM MINHA ALMA AGORA!

Eu Sou Paz; Eu Sou Iluminação; Eu Sou Merecedora; Eu Sou Alegria; Eu Sou Aceitação; Eu Sou Acolhida; Eu Sou Amada; Eu Sou Incrível.

Diga qual é o seu novo Eu Sou!

Visualize o seu sonho realizado neste momento!

Qual é a imagem que simboliza o seu sonho realizado?

Em todas as visualizações você vai colocar os cinco sentidos humanos em uma cena em movimentos (sinta, veja, ouça, toque, cheire). Coloque muita cor, brilho, nitidez e deixe a imagem bem grande, com 5 metros de altura.

Visualize as pessoas dizendo o quanto você está linda, incrível, inteligente e bem-disposta.

Visualize o seu Eu do futuro e entre na imagem vestindo o seu corpo.

Veja o seu amor te elogiando com um lindo sorriso no rosto.

Visualize-se em frente a um espelho se admirando, repare quantas qualidades você tem.

Visualize-se postando uma linda foto sua no Instagram, veja os comentários com elogios, veja os seus seguidores admirando a sua beleza, a sua inteligência e as suas qualidades.

Visualize a sua fisiologia, a sua imagem interior de uma pessoa bem resolvida, autoconfiante, com autoestima elevada e feliz com o corpo e a vida que possui.

Repita o seu Eu Sou; Merecedora; Eu Sou Alegria; Eu Sou Aceitação; Eu Sou Acolhida; Eu Sou Amada; Eu Sou Incrível.

Diga qual é o seu novo Eu Sou...

Eu Sou Ativar Números Quânticos para Manifestação em Luz;

Eu Sou Ativar Números Quânticos para a minha Autoestima em Luz;

Eu Sou Ativar 4818951749814;

Eu Sou Ativar 3396815;

Eu Sou Ativar 517 489719 841;

Eu Sou Ativar 5821545;

Eu Sou Ativar 741;

Eu Sou o Eu Sou;

Eu Sou Ativar – Poderoso Decreto de Luz.

Meditação

Coloque-se numa posição confortável, onde você consiga estar consciente.

Inspire e expire contando até sete. Faça esses movimentos de inspirar e expirar. Levando oxigênio para o cérebro, equilibrando o hemisfério direito e esquerdo.

Agora contraia toda a musculatura. Contraia o couro cabeludo, a face, o tronco, os braços, as pernas. Segure toda a contração o máximo que puder.

Segure o ar por sete segundos e solte. Isso. Solte com muita intensidade, de modo que você possa sentir um alívio.

Repita esse processo: Inspira. Um, dois, três, quatro, cinco, seis, sete.

Segura contraindo, contrai, contrai, segurando a respiração.

Agora solta... Solta tudo. Isso, com intensidade.

Outra vez: Inspira. Um, dois, três, quatro, cinco, seis, sete. Segura o ar e começa a contrair a face, o couro cabeludo, tronco, os braços, pernas, os pés, completamente contraídos. E solta. Isso. Solte e volte para o seu coração.

Mais uma vez: Inspira e expira. Entrando em coerência harmônica entre o cérebro e o coração.

Agora nós vamos limpar qualquer sentimento, ferida, vírus, seja ele de rejeição, inferioridade, abandono, insegurança, solidão, isolamento, todos os sentimentos que tenham sido identificados, aferidos por você durante essa técnica.

O que você quer? Você vai precisar amar a si mesma de modo incondicional e benevolente para que a sua autoestima seja elevada rapidamente. Você vai precisar aceitar a si mesma, conhecer e aceitar a sua história, aceitar os seus pais, a história deles, a relação deles com você.

Perdoar a si mesmo é o início do processo!

Silencie.

Localize dentro de você o momento em que se sentiu inferior ou rejeitado na sua vida. Pode ser na sua infância, dentro do útero da mãe, na adolescência ou mesmo na vida adulta. Procure no núcleo da sua consciência a lembrança mais dolorosa de rejeição.

Sinta a dor no seu corpo. Observe qual a parte que pulsa, aonde você mais sente essa dor... na boca do estômago, na cabeça, no peito? Deixe a dor e a lembrança se manifestarem simultaneamente. Acumule toda a dor que tiver e agora expanda esse sentimento para fora do seu corpo físico e emocional.

Deixe a dor sair de dentro de você através do seu chakra cardíaco, como se fosse uma rajada de vento de energia. Deixe essa dor sair. Isso, muito bem.

Entre em Ponto Zero.

Visualize uma imagem que represente você com a sua autoestima ativada e elevada. Um Novo Eu. Um Eu confiante, seguro, corajoso, amoroso, bem-sucedido, decidido e poderoso. Isso.

E novamente busque dentro de você um outro momento em que mais sentiu complexo de inferioridade, não merecimento, falta de amor ou que foi criticada e julgada. Esse momento pode ter sido um relacionamento na sua infância, dos seus pais, dos colegas, ainda quando bebê, na barriga da mãe, na adolescência.

Procure no núcleo do seu inconsciente a lembrança mais dolorosa de rejeição.

Sinta essa dor pulsar no seu corpo. Observe em que parte ela dói.

Onde ela está localizada no seu corpo?

Qual é a memória que essa dor porta?

Onde você sente mais dor? Talvez no estômago, na cabeça, no peito ou nas costas.

Deixe a dor e a lembrança se manifestarem simultaneamente.

Visualize uma energia com a cor laranja, nesse local de dor. A cromoterapia que vamos trabalhar é a cor laranja, pois essa cor é um grande estimulante da autoestima, além do amarelo, que sintoniza a alegria.

E agora, vindo lá do alto, veja uma águia sobrevoando a sua volta. Perceba que ela porta uma energia da cor amarelo-dourado, sinta essa energia como se pudesse absorver, imantar e retirar todas essas memórias, todas essas dores transmutando em alegria. Escute o som dessa águia e perceba que ela está se afastando. Observe-a até que ela suma do teu campo de visão. Você vai expandir esse sentimento para fora do seu corpo, como se pudesse expelir, expulsar de dentro de você e de todo o seu campo quântico. Isso.

A dor vai saindo, as memórias, a rejeição, a libertação da ferida familiar e emocional da rejeição inconsciente, tudo vai sendo retirado de você.

Visualize uma imagem que represente que isso não existe mais no seu campo. E se essas dores e lembranças negativas não pertencessem mais a você, como seria sua vida?

Qual imagem tem o poder de representar que você se ama profundamente, que você se sente linda e maravilhosamente incrível?

Que você é amada, segura, corajosa, confiante abençoada, sortuda, amorosa?

Isso, sinta essa imagem vibrar no seu campo. Observe-a detalhadamente e acrescente borboletas azuis. Veja como como ficou linda essa foto mental!

Entre em Ponto Zero. Ausência completa de pensamentos e emoções.

Agora traga para o seu consciente a mesma cena de rejeição, recrie-a na sua tela mental, porém, com outro significado e interpretação.

Reviva a cena no sentido oposto, na polaridade contrária, com final feliz, do jeito que você sempre sonhou. Confiante e corajosa.

Absorva toda essa sensação positiva e poderosa.

Com posição de herói, mulher maravilha, transforme a sua fisiologia, erga a cabeça, estufe o peito, coloque os ombros para trás. Isso, muito bem, posição de confiança, de coragem, de segurança, com um sorriso no rosto e com um leve semblante de vencedor. Esse comportamento, essa postura, mostra para o seu corpo a felicidade, a coragem, a confiança, levando dopamina, serotonina, ocitocina por todo o seu sistema.

Você está ressignificando emocionalmente esse episódio e inserindo uma programação positiva no seu corpo. Harmonizando a sua mente, a sua vibração, mudando a sua frequência, mudando os seus pensamentos, programando a vida que você deseja.

Traga com clareza a imagem na sua frente, de você se sentindo incrível, com a autoestima elevada e confiante de si.

E repita: "É isso que eu quero".

Mente consciente e inconsciente desejando a mesma coisa.

Vá para o seu inconsciente através do coração, do sentimento e pergunte para você: "O que eu estou sentindo?"

Ativando a mente inconsciente, a segunda mente.

O que é necessário fazer a partir desse momento para tornar esse sonho realidade? Se comprometa a fazer tudo o que for possível para mudar a sua vida.

Se comprometa a não parar de estudar, a ir até o final, deixando de lado a procrastinação, a continuar, determinada a mudar toda a sua vida.

E essas ações, esses comportamentos, estão ativando a mente Superior, a mente Cósmica. Traga clareza do que você precisa mudar, do que não te pertence mais, daquilo que conviveu com você até aqui como um vírus, que contaminou o seu corpo, que contaminou toda a sua vida e os seus sonhos, que anulou a sua autoestima e o seu amor-próprio.

Esse sentimento de inferioridade e rejeição inconsciente, que está no seu pré-consciente, acabou! Está Cancelado, Cancelado, Cancelado!

Presença Divina, Consciência de Luz

Rejeição que sinto, acabou, acabou, acabou.

Está Cancelado. Isso.

Eu Sou ATIVAR Números Quânticos para Autoestima em Luz. 4818951749814

E assim vamos harmonizando e alinhando as quatro mentes, bem como o passado, presente e futuro. E com essa consciência expandida, ressignifique emocionalmente cada uma daquelas imagens dolorosas.

Absorva toda a sensação positiva e poderosa junto à imagem do seu sonho, junto à programação positiva de quem você deseja ser, do que você deseja ter e fazer a partir de agora. Você está emosentizando o seu sonho.

Fique em silêncio, e integre tudo isso à Fonte Criadora.

Observe que na sua frente surge um Holograma, uma tela energética na cor branca e todas as cenas da sua vida, todos os momentos em que você se sentiu rejeitado, que você sentiu a rejeição de alguém, desde a barriga da sua mãe, desde a sua infância, quando estava entrando na adolescência e na vida adulta. Todas as imagens que estão em movimento são totalmente reais. E você ainda sente o impacto emocional quando passa por cada uma delas. Mas agora, tem chance de mudar e editar instantaneamente cada imagem ilustrada. Pois você é o Diretor desse filminho mental holográfico, você tem o poder de fazer todas as modificações necessárias.

Você tem a chance, nesse momento, de mudar e reeditar cada uma dessas imagens, essas memórias do passado que não te pertencem mais. Vai mudando cada uma delas, criando infinitas possibilidades, perfeitas, reais, incríveis para você viver. Crie situações em que você se sinta confiante, segura de si, corajosa, transbordando amor-próprio, se sentindo incrível e amada por todas as pessoas. Você tem o poder de transformar e reprogramar cada cena e cada memória holográfica de rejeição, desde o ventre da mãe. Como em um passe de mágica, você transforma um episódio de dor, em um momento de alegria.

Um tapa vira um grande abraço de amor. A solidão que você sentiu, vira presença. O descaso vira harmonia familiar. O desinteresse vira parceria. A ofensa vira apoio. A ausência vira união e convivência. O ódio se torna amor. As brigas viram brincadeiras, risos e diversão. Isso.

Você tem o poder! Ao mudar o passado, você altera o futuro.

E à medida que você substitui os hologramas de dor, por amor-próprio, aceitação, empatia, compaixão e ternura, sente um imenso alívio. Você sente desaparecer todas as dores físicas, mentais e emocionais, assim como o desespero, o medo, a insônia a ansiedade, a tristeza, a melancolia, a solidão.

Tudo é removido do seu campo. Toda a confusão mental é extraída.

Os hemisférios do cérebro são alinhados e você passa a existir apenas nas polaridades positivas. Amor-próprio, autoestima, aceitação, tudo isso está prevalecendo dentro de você. Você passa a aceitar a sua história, sua família, seus pais e todas as gerações que pertencem aos registros do seu inconsciente.

Há uma limpeza profunda nas células, moléculas e no DNA. Há uma sensação de paz, que te deixa mais leve.

Agora o seu Novo Eu te aguarda. Ele é consciente e cheio de luz e de amor. Ele está completamente curado emocionalmente e carrega todo o registro informacional do melhor futuro possível de todos. Com resultados extraordinários, escolhas fenomenais e todo tipo de realização. A partir do momento em que passamos a nos amar e aceitar, nós conseguimos mudar qualquer realidade física.

O seu Novo Eu entra em você pelo chakra cardíaco, como uma Flecha Divina. Como uma onda informacional de energia e pura luz perolada. Essa energia penetra em todos os seus órgãos, células, memórias afetivas, moléculas, DNA e começa a integrar todas as informações do futuro sonhado e colapsado, bem como a nova programação alterada das emoções do passado.

Com novas memórias emocionais e positivas, com o antídoto para a ferida familiar, e com novas crenças fortalecedoras para construir e cocriar a realidade dos sonhos. Sinta essa emoção de estar dentro do seu Eu do futuro, o seu Novo Eu, você vai visualizar novamente a imagem que representa você com a autoestima elevada.

Aumenta essa imagem. Coloca cor, som, sabor, tato.

Se você pudesse tocar no seu sonho realizado, onde você estaria tocando?

Como você se veste? Como você se comporta? O que as pessoas falam de você? O que você fala para as pessoas? Como é sentir o seu sonho realizado?

Com essa sensação de poder pleno e regenerado, erga a cabeça, estufe o peito, coloque os ombros para trás, abra os braços em direção ao céu, como quem possa agradecer.

Agradeça por tudo o que te trouxe até aqui. Por todas as dores, todos os fracassos, todas os atores!

Agradeça pelo seu sonho realizado, agradeça por ser quem você é, agradeça pelo que você tem, agradeça por tudo o que você aprendeu e por tudo que você determina se tornar, a partir de agora.

Você acaba de entrar em harmonização vibracional, harmonizando o seu corpo, seus pensamentos, seus sentimentos, com o Universo e os seus sonhos. Você acabou de reprogramar a ferida familiar e de transformá-la em cura emocional, em força, em um marco que determina quem você decide ser a partir de agora. Em total ressonância com o melhor futuro de todos, com o seu Novo Eu.

E se o seu sonho fosse realidade e isso estivesse acontecendo agora, qual seria a melhor autoimagem que você é capaz de criar sobre você?

Quem você é? O que você sente? Como se veste? Como se comporta? Qual é a sua principal qualidade? Do que mais você se orgulha?

Visualize a imagem que represente que isso já é real e coloque o seu sonho em um porta-retratos.

Entre em Ponto Zero, como se congelasse no espaço-tempo.

Está Feito, Está Feito, Está Feito.

Desfrute deste momento pelo período que desejar e, quando estiver pronta, abra seus olhos!

Técnica Holo Emagrecimento

Como as duas técnicas anteriores, a Técnica Holo Emagrecimento também é uma adaptação da Técnica Hertz® em uma versão direcionada para ativar o processo de eliminação de peso, emagrecimento e cocriação do corpo dos sonhos. Na sequência da prática da Técnica Hertz®, você também deve fazer uma linda meditação guiada para potencializar ainda mais os seus resultados.

Pratique essa técnica caso o seu maior desejo no momento seja emagrecer definitivamente e conquistar o corpo dos seus sonhos! Siga as mesmas orientações das duas técnicas ensinadas acima: grave o roteiro com sua própria voz e pratique a técnica por vinte e um dias consecutivos, pelo menos uma vez ao dia, preferencialmente pela manhã logo ao acordar e/ou a noite, antes de dormir.

Roteiro da técnica holo emagrecimento

Sente-se confortavelmente e feche os seus olhos.

Inspire contando até 7; segure o ar contando até 7; expire contando até 7; mantenha os pulmões vazios contando até 7 (repita 3 vezes);

Tapping da lateral da mão – esquerda ou direita
Fonte Criadora, Criador de Tudo o Que É, Divino Criador, limpa em mim:
Sentimentos de angústia e ansiedade que sinto neste momento, que estão me impedindo de emagrecer.
Está Cancelado, Cancelado, Cancelado!

Tapping da lateral da mão – esquerda ou direita
Fonte Criadora, Criador de Tudo o Que É, Divino Criador, limpa em mim:
Tristeza que sinto e todas as crenças limitantes que estão me impedindo de conquistar o peso ideal.
Está Cancelado, Cancelado, Cancelado!

Tapping da lateral da mão – esquerda ou direita
Fonte Criadora, Criador de Tudo o Que É, Divino Criador, limpa em mim:
O que mais você precisa limpar? (Se você tiver suas crenças identificadas, diga quais são).
Está Cancelado, Cancelado, Cancelado!
Transforma! Transmuta!
Entre em Ponto Zero.

Tapping da lateral da mão – esquerda ou direita
Fonte Criadora, Criador de Tudo Que É, Divino Criador, Eu Sou.
Eu Sou Serenidade; Eu Sou Equilíbrio.
Está Feito, Está Feito, Está Feito!

Tapping da lateral da mão – esquerda ou direita
Fonte Criadora, Criador de Tudo Que É, Divino Criador, Eu Sou.
Eu Sou Alegria; Eu Sou Amor; Eu Sou Capaz.
Está Feito, Está Feito, Está Feito!

Tapping da lateral da mão – esquerda ou direita
Fonte Criadora, Criador de Tudo Que É, Divino Criador.
Eu Sou... (Qual é o seu novo Eu Sou?)
Está Feito, Está Feito, Está Feito!
Integra! Absorve!
Entre em Ponto Zero.

Tapping da lateral da mão – esquerda ou direita
Presença Divino Pai, Filho, Espírito, Eu Sou.
Eu Sou Grata pela minha alegria; Eu Sou Grata por sentir o amor; Eu Sou Grata por ser capaz.
Está Feito, Está Feito, Está Feito!

Tapping da lateral da mão – esquerda ou direita
Presença Divino Pai, Filho, Espírito, Eu Sou.

Eu Sou Grata pela minha serenidade; Eu Sou Grata por estar em equilíbrio; Eu Sou Grata por ter conquistado meu peso ideal.

Está Feito, Está Feito, Está Feito!

Tapping da lateral da mão – esquerda ou direita
Presença Divino Pai, Filho, Espírito, Eu Sou.

Eu Sou Grata por... (Pelo que mais você é grata?)

Está Feito, Está Feito, Está Feito!

Entre em Ponto Zero.

Tapping no topo da cabeça
Eu Te Amo, Eu Te Amo, Eu Te Amo.

Tapping no meio da testa
Eu Sinto Muito, Eu Sinto Muito, Eu Sinto Muito.

Tapping no cantinho interno da sobrancelha
Me Perdoe, Me Perdoe, Me Perdoe.

Tapping no cantinho externo do olho
Obrigada, Obrigada, Obrigada.

Tapping abaixo do olho
Eu Me Amo, Eu Me Amo, Eu Me Amo.

Tapping abaixo do nariz
Eu Me Aceito, Eu Me Aceito, Eu Me Aceito.

Tapping abaixo da boca, no queixo
Eu Me Perdoo, Eu Me Perdoo, Eu Me Perdoo.

Tapping no pescoço (esquerda ou direita)
Eu Sou a Mudança, Eu Sou a Mudança, Eu Sou a Mudança.

Visualize a sua nova versão, a sua mudança, o seu novo você. Aqui você vai focar na sua autoimagem e não no seu sonho. Ou seja, qual é o seu novo semblante?

Aumente essa imagem em 5 metros de altura. Como você está vestida? Entre nessa imagem, vista o seu corpo, ouça com os seus ouvidos, fale com a sua boca, veja com os teus olhos.

E se pergunte: O que estou sentindo?

Sinta o seu Novo Eu plasmando em você.

Entre em Ponto Zero.

Tapping na clavícula
Eu Sou Alegria, Eu Sou Alegria, Eu Sou Alegria.

Tapping no coração
Eu Sou Grata, Eu Sou Grata, Eu Sou Grata.

Tapping abaixo da axila
Eu Sou Amor, Eu Sou Amor, Eu Sou Amor.
Entre em Ponto Zero.

Tapping na clavícula
Presença Divina Consciência de Luz.
Consciência que Habita Minha Alma.
Eu Sou Digna de Tudo!

Tapping no coração
Presença Divina Consciência de Luz.
Consciência que Habita Meu Espírito.
Eu Sou o Poder!

Tapping abaixo da axila
Presença Divina Consciência de Luz.
Consciência que Habita a Minha Nova Realidade.
Eu Sou HOLO COCRIADOR de Tudo!
Isto é real! Isto é real! Isto é real!

Em posição de oração
Eu Sou ATIVAR A VIDA INCRÍVEL EM MINHA ALMA AGORA!

Eu Sou Paz; Eu Sou Iluminação; Eu Sou Alegria; Eu Sou Amor; Eu Sou Capaz; Eu Sou Serenidade; Eu Sou Equilíbrio.

Diga qual é o seu novo Eu Sou...

Visualize o seu sonho realizado nesse momento!

Qual é a imagem que simboliza o seu sonho realizado?

Visualize-se feliz da vida subindo na balança, veja a roupa que está vestindo, veja o seu peso, comemore de alegria e felicidade por ter conquistado o peso ideal.

Visualize as pessoas te elogiando, falando que está linda, magra e radiante.

Visualize-se vestindo o número de roupa desejado, e a roupa servindo perfeitamente. Veja a sua alegria.

Visualize-se se olhando no espelho, se admirando, veja como você é, olhe as suas medidas.

Visualize-se na praia caminhando de biquíni, chamando a atenção por onde passar.

Visualize-se preparando os seus alimentos saudáveis, veja o colorido do seu prato.

Visualize-se fazendo uma série de exercícios físicos.

Eu não sei qual é a imagem, mas você sabe. Então visualize esse momento especial e repleto de alegria em sua vida!

Pergunte-se: O que estou sentindo? Sinta todas essas emoções tomarem conta de você e sinta gratidão pelo seu sonho já realizado.

Repita o seu Eu Sou: Eu Sou Alegria; Eu Sou Amor; Eu Sou Capaz; Eu Sou Serenidade; Eu Sou Equilíbrio.

Diga qual é o seu novo Eu Sou...
Eu Sou Ativar Números Quânticos para Manifestação em Luz;
Eu Sou Ativar Números Quânticos para o Emagrecimento em Luz;
Eu Sou Ativar 4812412;
Eu Sou Ativar 1823451;
Eu Sou Ativar 1814321;
Eu Sou Ativar 317493 18516;
Eu Sou Ativar 741;
Eu Sou o Eu Sou;
Eu Sou Ativar – Poderoso Decreto de Luz.

Meditação

Visualize uma bola de energia vermelha entrando pelo topo da sua cabeça. À medida que ela vai descendo, vai limpando e transmutando todas as energias negativas que estão te impedindo de emagrecer. Essa energia limpa, transmuta, modifica, molda e elimina toda a entropia psíquica das suas células, moléculas, DNA e do Campo Quântico. Sinta o seu corpo esquentar, e um sentimento de bem-estar, equilíbrio e positividade vai tomando conta do seu ser.

Entre em Ponto Zero.

Visualize detalhadamente a imagem do corpo dos sonhos. Agora coloque essa imagem em uma cena em movimento. Entre nessa imagem, coloque os cinco sentidos humanos. Vista o seu corpo, veja o que você está vendo, ouça o que está ouvindo, sinta a textura do seu sonho, o cheiro, o sabor. Quem são as pessoas que fazem parte desse sonho? O que elas estão te falando? Sinta a alegria de ter o corpo dos sonhos.

Mentalmente reproduza a posição da mulher maravilha, gerando os neurotransmissores da ocitocina, endorfina, serotonina e dopamina, hormônios responsáveis pela química do corpo. Coloque as mãos na cintura, cabeça erguida, peito estufado, sorriso no rosto, ombros para traz e afirme para si mesma com convicção: Eu Sou o Poder, Eu Sou Linda, Eu Sou Saudável, Eu tenho um lindo corpo, Eu amo malhar, Eu tenho uma mente magra, Eu voltei para o meu peso rapidamente depois de ter filhos, Eu amo comer salada, Eu emagreço facilmente.

Sinta todas essas afirmações vibrarem no seu campo quântico com a certeza de que isso já é real.

Pergunte para si mesma, mas deixe a mente trazer as respostas naturalmente para o seu consciente. Após surgirem as respostas, preste atenção, muitas vezes poderá surgir respostas negativas, quando isso acontecer, você pode limpar essa crença com a Técnica Hertz®, especificamente para essa crença.

Por que todas as dietas funcionam para mim?
Por que as comidas saudáveis são deliciosas?
Como seria poder usar biquíni?
Como seria ter uma mente magra?
Por que eu amo comer salada?
Por que quanto mais eu emagreço, mais jovem eu fico?
Como seria se eu fosse magra?
Por que eu consigo emagrecer facilmente?
Como seria conseguir o peso que desejo?
Respire profundamente e entre em Ponto Zero.

Agora chegou o momento de acessar as suas 4 mentes (Pré-consciente, Inconsciente, Consciente e Superior), para que as limpezas e a harmonização ocorram diretamente da Fonte da Matriz Holográfica.

Vamos dar o comando: Presença Divina Consciência de Luz. Consciência que está em minha alma, em meu corpo e no meu espírito. Localize em mim a origem dos meus pensamentos, sentimentos e emoções a respeito do que está me impedindo de emagrecer.

Nesse momento foque aquilo que você sente em relação ao emagrecimento. Repare que instantaneamente memórias e lembranças começam a surgir em sua mente. Como em um passe de mágica você é levado diretamente ao útero de sua mãe, no momento em que você estava sendo concebido. Preste atenção nas emoções, pensamentos e sentimentos da sua mãe. Qualquer tipo de sentimentos negativos que ela sentiu como por exemplo, ansiedade, medo, depressão, procrastinação, falta, rejeição, abando ou alguma perda, isso tudo foi sendo absorvido por você e acabou armazenado na sua mente Pré-consciente, ou seja, na sua bagagem astral, assim como conversas, brigas e desentendimento entre os seus pais. É necessário ressignificar toda essa entropia psíquica do seu campo.

Visualize nesse momento uma energia branca com cristais entrando no útero materno, fazendo todas as limpezas e ressignificações de todas essas memórias dolorosas que enraizaram no seu campo. Repare que essa energia começa a sugar todos os lixos mentais impregnados em você, e à medida que isso ocorre, essa energia começa a escurecer. Isso significa que a absorção está ocorrendo. Essa energia desce, sai pela sola dos pés da sua mãe e vai em direção à mãe Gaia, para que tudo isso seja transmutado em pura luz, energia primordial.

Agora veja entrando pelo chakra cardíaco da sua mãe a energia da cor rosa, essa é a cor do amor. E você é banhada pela energia do Criador, ressignifique todas as suas memórias dolorosas por lembranças de amor. Se não tem nenhuma lembrança de amor, então crie uma. Perdoe, liberte e solte todas as lembranças dolorosas, acolha cada uma delas com o amor do Criador, que pulsa no seu DNA. Isso muito bem.

Respire profundamente e entre em Ponto Zero.

Agora você é teletransportado para um momento muito doloroso da sua infância. A ideia é você reviver todos os episódios que te causaram uma grande dor emocional, para que essas lembranças possam ser curadas diretamente da Fonte. Nesse momento nós estamos acessando a sua mente inconsciente, ou seja, o porão mental. Vá até o evento em que você passou por alguma perda, rejeição, ansiedade, medo, falta ou talvez você tenha passado pela perda de um ente querido, algum bichinho de estimação, a separação dos seus pais, ou alguma culpa que você carregue até hoje. Busque essa memória e traga para a sua mente consciente, para que todas elas sejam transmutadas em luz. Todos esses eventos que causaram sua compulsão alimentar, dando origem à sua obesidade. Isso tudo precisa ser cancelado imediatamente, fazendo com que pare de vibrar no seu campo quântico.

Não tenha medo sentir tudo isso, pois você está ancorada. Agora busque essa memória e refaça as cenas da maneira como você gostaria que tivesse acontecido, mas faça isso com sentimento de que já é real e que você está apenas revivendo uma lembrança maravilhosa do seu passado. Fique em silêncio por um momento, para que essas substituições sejam feitas.

Eu Sou ATIVAR Limpeza imediata AGORA! 7.4.1. 7.4.1. 7.4.1.

Isso, muito bem, mente inconsciente alinhada.

Agora, acessando a mente consciente, visualize quem é você atualmente, veja a sua autoimagem.

GENE DA JUVENTUDE

Como você se descreveria para alguém? Para que você consiga emagrecer é importante se aceitar e acolher o que você é, se amar em todos os sentidos, pois só podemos mudar aquilo que aceitamos, aquilo que rejeitamos persistirá em nossas vidas.

Traga a consciência sobre quem você é, e quem você quer ser daqui a três anos. Quantos quilos você deseja ter em três anos? Qual é a roupa que deseja usar? A qual lugar iria para comemorar a conquista do seu peso ideal? Com quem você vai comemorar esse sonho realizado? Como é o seu biquíni novo? O que as pessoas estão te falando? Sinta tudo isso reverberar e vibrar na sua alma, sinta a alegria e a felicidade por estar magra, feliz e bem disposta, saudável, com vontade de viver e gritar para o mundo o quão feliz você está pela conquista do seu sonho realizado. E se você sentir vontade de gritar, então grite, dance e comemore o seu corpo dos sonhos. Deixe a emoção tomar conta do seu corpo, abra os braços e rodopie. Dance, dance a dança do Universo. Isso muito bem.

Entre em Ponto Zero.

Repita: Divindade, limpa em mim qualquer emoção negativa, crença limitante, sabotadores, memórias, traumas que estejam contribuindo com o meu sobrepeso. 4812412. Eu Decreto o aceleramento do meu metabolismo 1823451. Transmuta todas as energias densas e negativas do meu campo quântico. Sinto muito, me perdoe, eu te amo, sou grata, eu me amo, eu me aceito, eu me perdoo, eu me acolho, eu me aprovo, eu me apoio. Eu sou linda. Eu sou magra. Eu sou beleza pura. Eu sou incrível. Eu sou o Eu Sou. Eu Sou ATIVAR Corpo dos sonhos AGORA, 8240692.

Sinta-se como uma borboleta em constante transformação rumo ao corpo dos seus sonhos, ao peso desejado. Evolua para uma águia com a visão e o foco nos seus sonhos, entre no corpo dela e levante voo, se sinta livre e poderosa, pois você é o poder agora e sempre! Tenha a ação de um tigre e a beleza de uma Afrodite, mas jamais deixe de ser quem você é na essência Divina em Unificação com a Fonte Criadora de Tudo o Que É.

Entre em Ponto Zero. O ponto de Deus, a Unificação com a Fonte Criadora.

Nesse instante, a harmonização das 4 mentes foi ativada com sucesso diretamente na Matriz Holográfica. É importante manter o seu padrão vibracional elevado sem oscilar nas frequências baixas para que você tenha grandes resultados rapidamente.

Agora você pode voltar, com sentimento pleno de gratidão.

Eu Sou ATIVAR Poderoso Decreto de Luz.

Está Feito, Está Feito, Está Feito.

Quando estiver pronta, abra os olhos.

Afirmações positivas

As afirmações positivas são excelentes para você se manter motivada, elevar sua Frequência Vibracional® e, gradualmente, reprogramar sua mente inconsciente em conformidade com seus objetivos conscientes. Além disso, elas também são muito divertidas e é muito fácil trabalhar com elas. A prática das afirmações positivas pode ser feita por tempo indeterminado, enquanto for bom, alegre e divertido para você!

Escolha duas ou três afirmações da lista abaixo – aquelas que mais fizerem sentido para você e ressoarem com o seu coração – e escolha como deseja usá-las. Veja algumas opções:

- Escreva-as no espelho do seu banheiro ou porta do seu guarda-roupas e repita diariamente;
- Escreva-as em pequenos papeizinhos e adesive sua carteira, bolsa, celular, notebook e outros objetos com os quais você tenha contato diariamente. Sempre que visualizar um desses papeizinhos, repita suas afirmações;
- Use um japamala para repetir suas afirmações positivas 108 vezes;
- Grave um áudio com as suas afirmações preferidas, repetindo-as por uma hora, todos os dias. Usando fones de ouvido, adormeça ouvindo os áudios com suas afirmações, repetindo-as mentalmente.

Lista de afirmações positivas para rejuvenescimento e beleza

A cada dia fico mais jovem e cheia de vida.
A cada dia fico mais jovem e mais saudável.
A cada vez que respiro, fico mais jovem.
A juventude eterna percorre cada célula do meu corpo.
As linhas finas do meu rosto estão ficando cada vez mais fracas e imperceptíveis.
As pessoas constantemente comentam sobre como eu me pareço jovem.
Cada célula do meu corpo está sendo reabastecida, reparada e substituída de acordo com a perfeição do meu projeto de DNA original.
Cada célula do meu corpo vibra com eterna juventude.
Estou prestes a mudar e decido mudar minha maneira de pensar.
Eu abençoo meu corpo com amor.
Eu abençoo meu ser com infinita juventude.
Eu acredito que o melhor ainda está por vir.
Eu adoro parecer X anos mais jovem do que minha idade.
Eu amo minha aparência jovem.
Eu amo quando as pessoas na rua pensam que meu filho é meu namorado.
Eu amo quando as pessoas na rua pensam que minha filha é minha irmã.
Eu ativo agora o rejuvenescimento do meu rosto e corpo.
Eu dou as boas-vindas à juventude eterna em minha vida.
Eu expresso a alegria de viver.
Eu amo o meu cabelo (ou qualquer outra parte do seu corpo).
Eu irradio juventude e vivacidade em tudo o que faço.

GENE DA JUVENTUDE

Eu mantenho uma aparência jovem por ter pensamentos positivos.

Eu me amo e me aceito total e absolutamente como sou agora.

Eu me permito aproveitar plenamente cada momento do dia e me rejuvenescer.

Eu me sinto bonita e sexy como se tivesse 20 anos.

Eu me sinto jovem.

Eu me sinto saudável.

Eu pareço e me sinto X anos mais jovem do que sou.

Eu pareço e me sinto muito mais jovem a cada dia.

Eu pareço, penso e me sinto jovem o tempo todo.

Eu sou jovem por dentro e por fora.

Eu sou jovem, saudável, atraente e feliz.

Eu sou longevidade.

Eu sou muito grata por parecer mais nova do que realmente sou.

Eu sou uma deusa sexy.

Eu sou uma máquina de produzir colágeno para manter minha pele jovem e saudável.

Eu tenho um novo relacionamento maravilhoso comigo mesma.

Eu tenho uma pele jovem.

Meu corpo é sexy, jovem e lindo.

Meu corpo é um lindo templo.

Meu corpo é uma expressão da inteligência da vida.

Meu corpo elimina gordura localizada e toxinas com facilidade.

Meu corpo está rejuvenescendo a cada minuto de cada dia.

Meu corpo rejuvenesce enquanto eu durmo.

Meu DNA é jovem e saudável.

Meu DNA obedece a minhas ordens e faz com que minhas células se mantenham jovens e saudáveis.

Meu olhar tem o brilho da juventude.

Meu telômeros se regeneram com o comando da minha consciência.

Meus genes são saudáveis e perfeitos.

Meus músculos faciais são tão firmes quanto os de um bebê.

Meus níveis de hormônios são naturalmente equilibrados.

Meus telômeros estão cada vez mais longos e jovens.

Minha beleza se mantém intacta através do tempo.

Minha glândula timo está trabalhando intensamente, como se eu fosse uma adolescente.

Minha pele é firme e radiante.

Minha pele e minhas células se regeneram com rapidez e facilidade.

Minhas células são jovens, ativas, saudáveis e perfeitas.

Minhas pálpebras se tornam firmes com o comando da minha voz.

O segredo da juventude eterna está dentro de mim, no meu DNA.

O tempo me melhora.

O tempo não passa para mim.
O Universo me fornece o segredo da juventude eterna.
Quando me olho no espelho, vejo uma linda mulher me encarando de volta.
Sempre recebo elogios sobre como pareço jovem.
Sinto-me alegre, livre e feliz.
Todas as células do meu corpo estão rejuvenescendo.
Todas as células do meu corpo ficam mais jovens a cada dia.
Todas as manhãs, acordo um dia mais jovem.
Todos os dias, em todos os sentidos, estou ficando mais jovem e parecendo mais jovem.

Holo Aformações®

As Holo Aformações® são perguntas poderosas que você faz para ativar o mecanismo automático da sua mente inconsciente de busca por respostas e soluções. Elas contêm a sugestão da realidade que você desejar cocriar: por exemplo, por que pareço mais jovem a cada dia? Essa sugestão opera na reprogramação da sua mente inconsciente para modificar o padrão dos seus pensamentos, sentimentos e comportamentos para que você possa emitir uma Frequência Vibracional® mais elevada e, assim, sintonizar e manifestar a realidade desejada.

As Holo Aformações® são especialmente indicadas para pessoas mais racionais e que sentem resistência ao praticar as afirmações positivas convencionais. Como as aformações não impõem uma verdade, mas sugerem uma possibilidade, elas não engatilham a resistência.

A prática das Holo Aformações® é similar à prática das afirmações positivas – você pode verbalizar suas aformações diariamente, pode escrever papeizinhos, pode verbalizá-las 108 vezes no seu japamala, pode gravá-las e ouvir o áudio ao adormecer ou praticar de outra forma que fizer sentido para você.

O ideal é que você escolha duas ou três, no máximo quatro aformações e foque em praticá-las por vinte e um dias consecutivos.

Veja na lista abaixo as Holo Aformações® mais impactantes para potencializar e acelerar a cocriação de rejuvenescimento:

Lista de Holo Aformações® para rejuvenescimento

Por que a juventude eterna percorre cada célula do meu corpo?
Por que a pele do meu rosto é lisinha e firme como a de uma criança?
Por que as pessoas comentam que o tempo não passa para mim?
Por que as pessoas na rua perguntam se meu filho é meu namorado?

GENE DA JUVENTUDE

Por que as pessoas na rua perguntam se minha filha é minha irmã?
Por que cada célula do meu corpo está sendo reabastecida, reparada e substituída de acordo com a perfeição do meu projeto de DNA original?
Por que cada célula do meu corpo vibra com eterna juventude?
Por que eu adoro parecer vinte anos mais jovem do que minha idade?
Por que eu amo parecer tão jovem?
Por que eu fico mais jovem a cada dia?
Por que eu irradio juventude e vivacidade em tudo o que faço?
Por que eu me sinto bonita e sexy como se tivesse 20 anos?
Por que eu pareço, penso e me sinto jovem o tempo todo?
Por que eu sou tão jovem, linda e sexy?
Por que eu sou tão linda e perfeita?
Por que meu corpo produz tanto colágeno?
Por que meu corpo rejuvenesce enquanto eu durmo?
Por que meu DNA é jovem e saudável?
Por que meus níveis de hormônios são naturalmente equilibrados?
Por que meus telômeros estão cada vez mais longos?
Por que meus telômeros se mantêm jovens e longos?
Por que minha genética é tão maravilhosa?
Por que minha pele é tão firme?
Por que sou tão grata por parecer tão jovem?
Por que todas as células do meu corpo ficam mais jovens a cada dia?
Por que todas as manhãs, acordo um dia mais jovem?

Códigos de Grabovoi

Desenvolvidos pelo pesquisador Grigori Grabovoi, os Códigos de Grabovoi são números com poder de harmonizar e equalizar mais de mil gêneros de distúrbios psicofísicos. Para isso, o método é apoiado em formas geométricas e em sequências numéricas.

Com base nos estudos e experiências relatadas por Grabovoi, eles têm a capacidade de codificar padrões universais e alinhar as formas físicas, psíquicas e biológicas ao chamado campo criativo ou campo informacional da realidade, o que significa que com o uso dos códigos, é possível restabelecer a Frequência Original do ser humano ao padrão de criação do próprio Universo.

Grabovoi denomina esse padrão de Norma do Criador. A Norma trata do equilíbrio em toda a criação e em todo o ser. E sabe qual o resultado atingido quando você se alinha com a Norma? O ordenamento celular, molecular, do DNA, da saúde, o estímulo permanente à sensação plena de bem-estar, beleza, rejuvenescimento, paz interior e amor exponencial. Que fantástico! Concorda?

Imagine que você é capaz de mudar a morfologia, a genética, a estética, a aparência, reestruturar a biologia, mudar a composição dos telômeros do DNA, alcançar a cura física, restituir as fibras musculares, a elasticidade da pele e trazer o frescor da juventude com o uso de códigos sequenciais. Aplicando, simplesmente, o poder da visualização e da repetição de números, também chamados de códigos sagrados.

Esse é o poder dos Códigos Grabovoi que está totalmente disponível para organizar qualquer área da vida humana. Seja para devolver a juventude e promover o rejuvenescimento molecular, seja para alcançar a prosperidade financeira. Isso é mais do que qualquer milagre, com certeza. Porque só depende de você, do seu interesse por resgatar os padrões originais do ser e de sua dedicação.

A ativação dos Códigos de Grabovoi se apoia, essencialmente, no poder da concentração. A ideia, segundo Grabovoi, é manter a concentração em uma sequência numérica específica e em particular e, a partir disso, a mente consegue ativar ondas de energia ou de frequências responsáveis, efetivamente, por estimular o processo de realinhamento completo do ser, das células, dos telômeros e do DNA.

Na explicação do método, Grabovoi diz ainda que quando o praticante da técnica verbaliza uma sequência (numérica), é criado um biossinal no terceiro olho e esse sinal espalha uma onda informacional de energia específica e padrão, por meio da Pineal, para todo o restante do corpo, do campo de energia pessoal, às células, às moléculas, ao núcleo do DNA e aos telômeros, responsáveis pela proteção e pelo revestimento dos cromossomos.

Por isso, a visualização de números codificados para objetivos específicos permite levar informação precisa ao campo informacional pessoal e também à consciência, porque o biossinal gerado vibra intensa e ininterruptamente, transmitindo o padrão original da criação.

Com a aplicação dos códigos específicos, você pode reprogramar as células e ativar a vibração de origem para preservar a juventude, rejuvenescer por completo, alcançar cura para qualquer enfermidade e viver uma existência plena e totalmente saudável.

Nós temos essa chave agora, basta aplicar. Se você busca a cura para alguma doença, a saúde ou descobrir a fonte da juventude, esse é o mistério revelado. Se aproprie dessa informação privilegiada e restaure a Norma do Criador dentro de você porque tudo, absolutamente tudo mesmo, pode ser regenerado. A começar pelos telômeros do DNA, responsáveis pela proteção dos cromossomos humanos.

Você pode se manter jovem, bela, linda, cheia de saúde, beleza, emanando uma energia natural de prosperidade e amor. É possível restabelecer sua forma e seu estado original de perfeição com a ajuda dos Códigos Grabovoi, e também com o apoio da ciência moderna.

Por isso, a seguir, você vai aprender a aplicar as sequências em cinco opções de técnicas e exercícios para liberar seu estado natural de perfeição e luz, ativando seu máximo potencial humano, trazendo ao mundo, sua melhor versão: uma versão ideal, bela, linda, jovem, feliz, amada, curada dos males da alma e do corpo, cheia de autoestima, autoconfiança e próspera em todas as áreas!

1. Decreto quântico para rejuvenescimento completo do corpo na frequência original

HORÁRIO: manhã, logo após acordar.
LOCAL: quarto de dormir ou local isolado.

"Eu (nome completo) ordeno, em ressonância com a norma do Criador e minha frequência universal de origem, o alinhamento energético, emocional, mental e holográfico do meu corpo físico, das minhas células, das minhas moléculas e da vibração de origem do DNA. Retorno à minha consciência de luz, de amor, plenitude, paz e harmonia, em completa ordem das células, dos meus órgãos, do meu cérebro, da minha natureza emocional e inconsciente".

Visualize-se dentro de uma esfera de luz dourada. Receba a energia essencial da vida e sinta todo o corpo regenerado, cheio de luz, amor, paz, harmonia e integridade.

REPITA AS SEQUÊNCIAS ABAIXO (sempre um número de cada vez):

- *Regeneração 2213445;*
- *Rejuvenescimento para um Desenvolvimento Eterno (de cada célula do corpo) 514;*
- *Regeneração da Pele (coloque na vertical) 519 606 901 319;*
- *Equilíbrio Hormonal Geral 38649129871;*
- *Células e Tecidos 829 379 429 841;*
- *Células Epiteliais 518 321 678 024;*
- *Regeneração do DNA (alinhado com a Norma do Criador) 641 849 8989;*
- *Regeneração Genética de Células de DNA 53184854961;*
- *Renovação de Células 12746391/7193718;*
- *Bioenergia (restauração de todas as funções energéticas de cada sistema biológico e emocional) 918714;*
- *DNA (eternidade nas células) 53184854961;*
- *Regeneração Celular 12746391;*
- *Para melhorar a pele e ter uma aparência jovem e saudável 491819417;*
- *Método para Alcançar uma Vida Eterna Saudável e Harmoniosa 489513819471;*
- *Síntese da Proteína Eterna 28947138948.*

> **DECLARE, em voz alta:**
>
> Eu Sou Pura Luz, Estado de Perfeição, Saúde, Beleza, Bem-Estar, Juventude e Eternidade. Com a luz da norma do Criador 1231115025, integro todos os códigos de regeneração celular e de rejuvenescimento de DNA ao meu sistema, ao meu corpo, às minhas células, ao campo emocional e à minha consciência eterna. ASSIM É. Está Feito. Está Feito. Está Feito!

2. Ação de plasma holográfico para criar o corpo ideal, saudável e rejuvenescido

Projete um duplo holográfico de si.

Crie a imagem do outro você, a um metro e meio de distância, à sua frente.

Projete luz branca e rosa nessa imagem. Jogue amor, paz, harmonia, alegria, proteção, admiração e respeito.

Ao mesmo tempo, visualize o seu duplo com a imagem do seu corpo ideal. Lindo, belo, saudável, alegre, sorridente, cheio de luz e de positividade. Olhe dentro do corpo de luz e veja os órgãos todos brilharem intensamente.

Observe o coração, o cérebro, os pulmões, as moléculas e até mesmo o DNA irradiando luz. Perceba como a pele projeta luz e sinta a mesma energia penetrar no seu corpo de luz. De forma cada vez mais intensa.

Observe o corpo de luz emanar ondas de energia contagiante até você. Perceba que o holograma toma a forma admirável que tanto deseja.

Ele é o reflexo da sua melhor e mais poderosa versão no universo. Radiante, bonito, admirável, encantador, jovem, com muita saúde e vigor.

No espaço entre você e seu Eu ideal, surge uma tela holográfica com as sequências 2145432 e 2213445, irradiando a luz de cor prata. Toque em cada sequência e ative a norma do Criador.

Em cada ativação, o corpo de luz ideal, saudável, jovem, perfeito, se aproxima mais de você, até se plasmar completamente ao seu corpo físico.

Sinta, nesse momento, a melhor emoção do mundo. Sinta-se leve, saudável, completamente regenerada, livre de crenças limitantes, de pesadelos emocionais, das feridas da infância ou do processo de envelhecimento.

Faça a ativação final para plasmar, definitivamente, o corpo de luz e em estado de perfeição.

REPITA O CÓDIGO GRABOVOI PARA BELEZA 21 VEZES: 83585179.

REPITA O CÓDIGO GRABOVOI PARA REJUVENESCIMENTO 21 VEZES: 2145432.

REPITA O CÓDIGO GRABOVOI PARA ATIVAR A SAÚDE PERFEITA 21 VEZES: 1814321.

REPITA CÓDIGO GRABOVOI PARA AUTOCURA DO CORPO 21 VEZES: 9187948181.

Visualize todos os números penetrando no corpo pelo chakra frontal. Cada número entra e se transforma em um registro vibracional e informacional que passa a correr por dentro das suas veias. Acessando as células, as moléculas e o núcleo do DNA com o conteúdo absorvido.

Agora, visualize-se em estado perfeito, na idade desejada, com a aparência sonhada, com o sentimento pleno de alegria, saúde, juventude e beleza. Você está integrada ao seu estado de mais pura perfeição, saúde, beleza e consciência eterna.

Pratique essa técnica uma vez por semana, por vinte e um dias.

3. Ativação da célula afetiva do criador para regeneração celular e rejuvenescumento total

Entre no tubo de luz branca. O tubo é um feixe que conecta você com a Matriz Holográfica® ou campo de infinitas possibilidades. O feixe está conectado com a frequência de origem. A frequência de origem tem a forma de uma única célula espacial. Uma célula afetiva. A célula inteligente do criador e da criação, que representa o primeiro pensamento, sentimento e energia uniformizados. Ou seja, o primopensene que deu origem à primeira norma e ao primeiro padrão vibracional do universo.

Dessa célula, é emitida a luz da harmonia, do padrão original, da geometria sagrada, da estética elevada do universo e a energia de restauração do ser. Permaneça dentro do tubo e se conecte com a célula do criador pelo topo da cabeça. Deixe que todos os registros de norma e geometria sagrada do universo entrem pelo seu chakra coronário.

Sinta a uniformidade e a harmonia de todas as frequências da criação. Sinta o amor, a harmonia, a paz, o estado de alegria, de iluminação e ordem máxima da criação. Perceba-se refletindo luz para todos os lados. Perceba seu coração emanando energia para o mundo, para as pessoas. Sinta a vibração celular intensa. Sinta a pele vibrar com intensidade.

Sinta a extrapolação máxima de energia por todos os poros até provocar uma profunda limpeza emocional em cada célula, molécula, neuroassociação e pensamento. Tudo é expandido para o universo. Tudo é regenerado.

Sinta uma grandiosa sensação de liberdade e cura. Sinta-se completamente renovado. Seu corpo virou luz, amor, paz e alegria. Você virou uma frequência universal.

Restabeleceu o alinhamento entre mente consciente, mente inconsciente e norma do Criador.

Sinta-se vivo e exuberante. Sinta-se como se o seu corpo fosse apenas uma célula. Uma célula de afeto, gratidão, alegria e harmonia com o criador, com a norma do Criador, com a frequência original de luz do universo.

Sinta-se plena, regenerada, saudável, positiva, cheia de possibilidades. Você rejuvenesceu o organismo, limpou as feridas emocionais, eliminou todas as marcas negativas na pele da alma e agora está pronta para viver a plenitude do ser.

Você é um raio de luz. Uma célula emocional perfeita. Uma célula universal de amor, plenitude e consagração na sua versão ideal, jovem, bela e saudável.

Em estado de êxtase, repita esse decreto:

"Eu vejo e estou dentro da minha consciência maior. Dentro da minha alma universal, no campo infinito da norma do criador. Eu vejo e estou no meu estado de perfeição, de regeneração celular, de afeto e criação mental. Porque eu sou a norma do criador em plena ação, atitude, ressonância e perfeição".

Agora, repita, 48 vezes, o CÓDIGO GRABOVOI para regeneração celular: 12746391

4. Exercício para regenerar as 12 hélices do DNA de luz

Deitada na cama, feche os olhos e respire profundamente.
Inspire e expire seguidamente, até o corpo relaxar.
Abra as palmas das duas mãos.
Observe que um Portal Multidimensional se abrindo perto de você.
De dentro do portal, o seu eu ideal do futuro aparece caminhando em sua direção, em forma de onda e luz. Ele coloca em cada palma da mão os novos códigos do DNA. Os códigos são emblemas integrados ao seu sistema.

Em cada palma da mão, estão os códigos e as sequências de seis hélices. Os códigos vão liberar o poder de todas as hélices. Eles também trazem a norma do Criador e a frequência de origem.

Os dois códigos se integram no mesmo momento ao seu sistema. Penetram na palma das mãos, entram na corrente sanguínea, penetram nas células e moléculas de cada órgão, nos chakras elementares e no núcleo mitocondrial do DNA.

Sinta a mudança instantânea. Todas as programações negativas, as crenças limitantes, os medos, as fobias, a criança ferida, a herança genética e ancestral são extraídas do seu sistema e do seu ser. Tudo é substituído pelo DNA regenerado, total, pleno e universal. Sua mente é completamente reprogramada, sua saúde restabelecida e você assume, física e holograficamente, uma nova versão. Totalmente saudável, bonita, feliz, cheia de vida e entusiasmo.

GENE DA JUVENTUDE

Com toda essa sensação harmônica, ao ativar, dentro de si, as 12 HÉLICES DO DNA DE LUZ, repita o decreto:

Eu ativo a norma do criador que contém o poder total das 12 hélices do DNA de luz. Transmuto, com isso, todo o meu ser, elimino minhas crenças limitantes, meus bloqueios, todos os meus medos e minhas feridas emocionais.

Eu regenero completamente o meu DNA, o meu ser, a minha saúde, a minha beleza e cada célula do meu corpo. Estou completamente regenerado e rejuvenescido na luz, no amor, na saúde, na beleza, na norma do criador, na frequência de origem e de estado de pura perfeição.

Repita, 21 vezes, o código Grabovoi para restauração dos 12 laços originais do DNA: **81621**

5. Código para trazer sáude perfeita à norma do criador

Repita, em voz alta:

"Eu (seu nome completo) sou minha consciência elevada. Sou a consciência e a norma do criador. Desejo minha saúde regenerada e restaurada na condição original ontem, hoje e sempre. Desejo a minha saúde perfeita e passo adiante o meu desejo para todas as pessoas, em estado pleno, harmônico, em ressonância com a norma do criador."

Repita 21 vezes a sequência: 1814321

"Eu me vejo dentro da mente de luz do criador, no meu estado original, verdadeiro, cheio de saúde, vigor, disposição. Regenerado física e emocionalmente. Alinhado completamente com o criador, com a norma do criador e com todas as diretrizes benfeitoras do Universo. Cheia de luz, jovem, rejuvenescida, saudável, com uma estrutura física, mental e emocional inabalável."

Repita 21 vezes: eu ativo a norma do criador 58160129471.

Repita 21 vezes: eu ativo a presença do criador 1231115025.

Repita 21 vezes: eu ativo a saúde perfeita 1814321.

Eu transmuto minha mente, minha saúde, meu corpo, minhas emoções e minha consciência em pura luz, amor, gratidão e harmonia. Assim é. Está Feito. Está Feito. Está Feito.

> Você tem o poder! Ao mudar o passado, você altera o futuro.

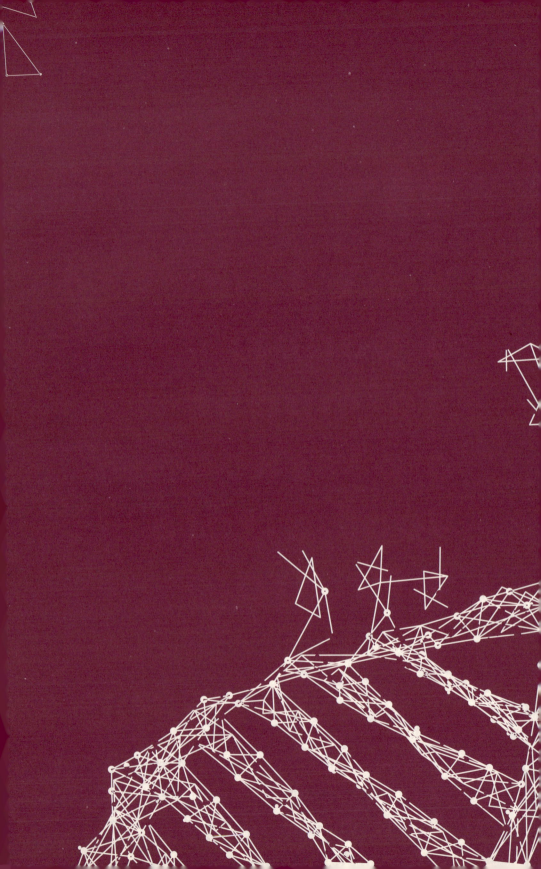

Conteúdo extra:

exercícios para rejuvenescer o rosto e o pescoço

Chegando até aqui, você aprendeu tudo sobre os aspectos mentais, emocionais, energéticos e vibracionais da juventude; você já conheceu todos os procedimentos estéticos vibracionais capazes de promover a regeneração e rejuvenescimento por meio da sua faculdade mental da visualização holográfica.

Agora, para finalizar, eu quero oferecer para você um magnífico procedimento físico não invasivo de auto aplicação: o **Face Holo Renew**. Ele é uma sequência de exercícios físicos para o rosto e pescoço, baseados nos princípios da yoga facial. É muito fácil de praticar, e o melhor: zero investimento financeiro – o único investimento necessário é seu tempo, sua intenção e seu compromisso consigo mesma!

Você pode combinar o Face Holo Renew com a prática de qualquer um dos procedimentos estéticos vibracionais ou pode praticá-lo isoladamente. O objetivo é que você também possa agir na matéria física do seu corpo, atuando integralmente em todos os níveis – mental, emocional, energético, vibracional e físico – para potencializar e acelerar seus resultados.

Antes de apresentar a sequência de exercícios, vamos entender como o Face Holo Renew funciona!

Nosso corpo é essencialmente formado por músculos e ossos. Nossos músculos se contraem e relaxam o todo inteiro para que possamos articular nossos ossos e nos movimentarmos. Claro, é de compreensão geral a importância de exercitar esses músculos com atividades físicas – até mesmo quem não gosta admite que frequentar uma academia ou praticar um esporte é essencial para manter os músculos saudáveis, operando em seu melhor potencial.

Curiosamente, mesmo as pessoas que são adeptas de rotinas consistentes de prática de atividades físicas, em sua grande maioria, focam exclusivamente o treino e o desenvolvimento dos músculos do corpo. Essas pessoas não sabem que também podem e devem treinar os músculos da face.

Como todo músculo, os da face precisam de treino e, se não recebem a devida atenção e cuidado, acabam se atrofiando e se degenerando, o que reflete externamente na flacidez típica do envelhecimento.

O conjunto rosto e pescoço é a parte do nosso corpo que tem mais músculos: são mais de setenta pequenos músculos interconectados (cerca de 43 na face e 35 no pescoço) que trabalham em conjunto para possibilitar desde a mastigação dos alimentos à expressão das nossas mais variadas emoções.

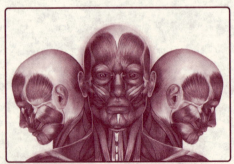

Como tudo no universo, esses músculos são feitos de energia e informação. Quando não são estimulados no sentido de serem nutridos com a informação que diz "vocês estão vivos, mexam-se!", a entropia toma conta do processo. Isso causa degeneração e atrofiamento, de modo que quando uma pessoa chega aos 50 anos, a maioria dos músculos do rosto e pescoço já estão atrofiados, mesmo que seja uma pessoa fisicamente ativa que pratique esportes intensamente e tenha todos os músculos do corpo bem treinados, firmes e hipertrofiados.

Basicamente, você pode passar uma vida inteira treinando os braços, abdome, glúteos e pernas, mas esquecer totalmente dos músculos faciais. A não utilização dos músculos faciais modifica a aparência, o contorno e as linhas, o que resulta em flacidez, rugas, pálpebras e bochechas "caídas", olheiras, bolsas, manchas, opacidade, papada e outros sinais de envelhecimento.

Orientações gerais para praticar os exercícios Face Holo Renew

Para mensurar seus resultados, tire uma foto do seu rosto agora, em um mês, em três, seis e doze meses.

Você pode praticar os exercícios em qualquer horário. Se praticar de manhã, passe seu filtro solar e/ou maquiagem do dia, após terminar; se praticar à noite (mais recomendado), aplique o hidratante noturno de sua preferência após terminar.

No dia seguinte, podem ocorrer alguns efeitos colaterais temporários, tais como rosto inchado ou cansado. Não se preocupe, é totalmente normal, apenas momentâneo e logo passa.

É o mesmo processo que acontece quando você faz um treino mais intenso na academia. Você pode acordar dolorida no dia seguinte, mas sabe que é um desconforto bom, aquela sensação de musculatura trabalhada. Caso esses efeitos colaterais aconteçam, dê um intervalo de descanso de vinte e quatro horas ou mais entre uma prática e outra.

Sabendo da possibilidade de ocorrência desses efeitos colaterais, não faça sua prática na véspera de algum evento ou festa. Por exemplo, se você vai se casar no sábado, não pratique sua musculação facial na sexta!

Você pode fazer a sua prática em pé, sentada e, quando pegar o jeito, poderá fazer até deitada. Você escolhe se deseja fazer diante de um espelho ou não.

Coloque uma música de fundo suave para ajudar a relaxar.

Antes de começar, lave bem as suas mãos, limpe seu rosto com água micelar e aplique um pouco de sérum ou qualquer óleo ou creme facial que você tiver, para que seus dedos possam deslizar suavemente sobre a pele ao fazer os exercícios.

Quando estiver posicionada para começar, antes de fazer o primeiro exercício, faça algumas respirações conscientes, levando sua atenção para o rosto, na intenção de relaxar e oxigenar a musculatura facial. Repita quantas forem necessárias para que você se sinta relaxada e conectada com seus músculos.

Nas primeiras sessões, é normal que você não sinta essa conexão com a musculatura, mas, pouco a pouco, você vai se tornando cada vez mais consciente.

Como iniciante, se concentre nessa conexão, na consciência da musculatura que está sendo trabalhada. Não há necessidade de aplicar força ou fazer o movimento com muito vigor, o mais importante é fazer a técnica corretamente para, gradualmente, aprender a se conectar com os músculos.

Como seus músculos faciais estão sem treino há décadas, é normal que nas primeiras vezes o movimento de contração e relaxamento seja mais discreto, até mesmo imperceptível para algumas pessoas que estejam com a musculatura mais atrofiada.

Mesmo que nas primeiras sessões você não perceba o trabalho muscular que está fazendo, continue persistindo. Gradualmente, suas redes neurais vão consolidar as novas informações, você começará a sentir a conexão com a musculatura ativa nos exercícios e sua mente inconsciente começará a executar o programa automaticamente.

Pratique os exercícios apenas uma vez por dia. Toda a sequência de exercícios deve levar entre 15 e 25 minutos. Faça sua prática três ou quatro vezes por semana, em dias alternados. Não há necessidade de praticar diariamente, mas também não há contraindicação, portanto, fique à vontade para escolher o seu ritmo.

Na primeira semana, faça duas séries de 10 repetições de cada exercício – contrai e relaxa 10 vezes, descansa 1 minuto e repete mais 10 vezes.

A partir da segunda semana, você pode fazer 3 séries de 10 a 20 repetições de cada exercício, descansando 1 minuto entre uma série outra. Você vai sentir qual o melhor ritmo.

Você pode escolher praticar 3 séries de 20 repetições para alguns exercícios e 2 séries de 10 repetições para outros, fica a seu critério. Você pode manter um padrão de séries e repetições para todos os exercícios ou variar, pois pode haver alguma região do seu rosto que sinta a necessidade de trabalhar mais que outras.

Por exemplo, você pode sentir a necessidade de trabalhar mais intensamente as maças do rosto ou a região dos olhos, então, pode ajustar a sua prática. Contudo, para cada exercício, em regra, não faça menos de 2 séries de 10 repetições e não faça mais de 3 séries de 20 repetições.

Atenção: em princípio, não há nenhuma contraindicação para a prática do Face Holo Renew. Contudo, pessoas com problemas na mandíbula ou no maxilar, que fizeram cirurgias recentes no rosto, pescoço ou crânio e possuem alguma lesão, doença ou condição especial na pele do rosto e pescoço, devem consultar o médico antes de começar a prática dos exercícios.

Meu segredinho para potencializar os resultados

Antes de ensinar os exercícios, quero revelar para você o meu segredo para potencializar os resultados: verbalizar os comandos do Ho'oponopono Quântico enquanto faz os exercícios!

O Ho'oponopono Quântico é uma versão expandida do Ho'oponopono que criei intuitivamente quando estava no início do processo da minha própria transformação e precisava trabalhar em mim a aceitação, o perdão e o amor-próprio.

No Ho'oponopono Quântico são acrescentados mais seis comandos quânticos aos quatro originais, totalizando dez comandos:

EU SINTO MUITO, ME PERDOE, EU TE AMO, SOU GRATA!
EU ME AMO, EU ME ACEITO, EU ME PERDOO!
EU ME APROVO, EU ME ACOLHO, EU ME APOIO!

Para incorporar o Ho'oponopono Quântico à sua prática de Face Holo Renew, você deve usar a sua intuição espontaneamente, sem racionalizar, verbalizar alguns deles.

Por exemplo, você pode sentir de repetir apenas "eu te amo, eu sou grata" para as maçãs do seu rosto e pode sentir de repetir "eu me aceito" para o seu pescoço.

Você também pode escolher repetir um comando ao contrair a musculatura e outro ao relaxar. Além disso, em um dia de prática, você pode sentir de verbalizar dois comandos, e em outro dia, pode preferir verbalizar outros. Siga sua intuição!

"Elainne, como e por que esses comandos aceleram e potencializam meus resultados?" A explicação está no fato de que o seu corpo físico é formado por 70% de água, e os comandos quânticos do Ho'oponopono agem magnetizando a água do seu corpo com informações de amor, harmonia, beleza e perfeição!

Incrível, não é? E antes que você pergunte, isso não tem nada de religioso ou esotérico, o poder da vibração da palavra falada para afetar a matéria física é empiricamente comprovado, sobretudo por meio dos famosos experimentos de Masaru Emoto[35].

Quando além de praticar os exercícios físicos para trabalhar a musculatura em si, você também verbaliza comandos como "eu te amo" ou "eu sou grata", você produz uma vibração, um eco energético que ressoa na água de todas as células do seu corpo.

Essa vibração de amor, perdão, gratidão e aceitação favorece a transmutação das suas memórias de dor e desprogramação de suas crenças limitantes de envelhecimento. A vibração da água muda e, com isso, sua composição, suas memórias e seu DNA também mudam, expressando-se de maneira mais positiva e compatível com

---

[35] EMOTO, M. **Hado**: mensagem oculta da água. São Paulo: Cultrix, 2006

a jovialidade que você deseja manifestar em sua aparência física, especialmente na do seu rosto.

O seu rosto é o espelho da sua alma! Isso quer dizer que ele é a "tela" que projeta externamente sua história de vida, suas memórias, suas dores e suas alegrias. Quando uma pessoa tem memórias de muito sofrimento, é possível ver em seu rosto uma expressão sofrida, pois a água das células armazena a informação das emoções e pensamentos de baixa vibração, o que reflete no tônus, consistência, brilho e aparência geral da pele.

Mas, como eu disse, todas essas memórias de dor e sofrimento que contribuem para uma aparência cansada e envelhecida podem ser perfeitamente transmutadas e substituídas pela informação de harmonia transmitida pelos comandos do Ho'oponopono Quântico.

Quando você combina os exercícios físicos com o Ho'oponopono Quântico, está trabalhando duplamente para conquistar o rejuvenescimento que deseja: com os exercícios, você atua na matéria, "acordando" e tonificando sua musculatura; com os comandos quânticos, você mobiliza a energia, modificando a informação impressa em suas células e moléculas! Por isso, naturalmente, seus resultados acontecem de forma acelerada!

Praticando os exercícios com consistência e disciplina, você vai obter resultados sim ou sim!

- *Em um mês, você terá resultados perceptíveis;*
- *Em três meses, você terá resultados ótimos;*
- *Em seis meses, você terá resultado excelentes;*
- *Em doze meses ou mais, você terá resultados incríveis, e as pessoas perguntarão se você fez cirurgia plástica.*

Exercício 1 – Testa e sobrancelhas I

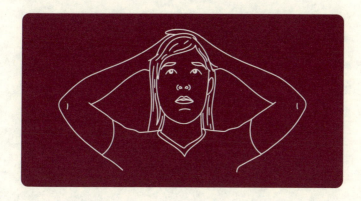

- Posicione suas mãos em cima da cabeça e faça pressão para baixo, empurrando a testa em direção ao nariz;
- Faça um movimento de vaivém, contraindo e relaxando, exercendo pressão, segurando por 5 segundos e soltando;
- Quando estiver empurrando o couro cabeludo e testa em direção ao nariz, ao mesmo tempo, levante as sobrancelhas, fazendo força para arqueá-las para cima;
- Faça 2 ou 3 séries de 10 a 20 repetições com descanso de 1 minuto entre cada série;
- Enquanto faz o exercício, verbalize os comandos do Ho'oponopono Quântico escolhidos por você. Por exemplo, "eu te amo" enquanto contrai e "eu me aceito" enquanto relaxa.

Exercício 2 – Testa e sobrancelhas II

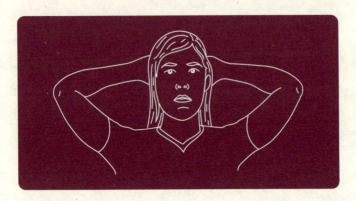

- Esse exercício é similar ao primeiro, mas aqui você vai posicionar as suas mãos na parte de trás da cabeça, próximo à nuca;

- Pressione as mãos empurrando o couro cabeludo para cima e faça o mesmo movimento de erguer as sobrancelhas. Sustente 5 segundos e relaxe;

- Mantenha as mãos firmes sustentando o couro cabeludo;

- Faça 2 ou 3 séries de 10 a 20 repetições com descanso de 1 minuto entre cada série;

- Enquanto faz o exercício, verbalize os comandos do Ho'oponopono Quântico escolhidos por você. Por exemplo, "eu te amo" enquanto contrai e "eu me aceito" enquanto relaxa.

Exercício 3 – Testa e sobrancelhas III

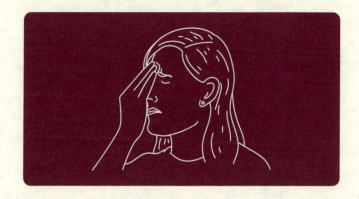

- Posicione 2 ou 3 dedos da sua mão dominante no espaço entre as sobrancelhas e aplique força para empurrar a pele para cima;

- Ao mesmo tempo, feche os olhos e contraia as sobrancelhas, puxando-as para o espaço entre elas;

- Faça 2 ou 3 séries de 10 a 20 repetições com descanso de 1 minuto entre cada série;

- Enquanto faz o exercício, verbalize os comandos do Ho'oponopono Quântico escolhidos por você. Por exemplo, "eu te amo" enquanto contrai e "eu me aceito" enquanto relaxa.

Exercício 4 – Sobrancelhas

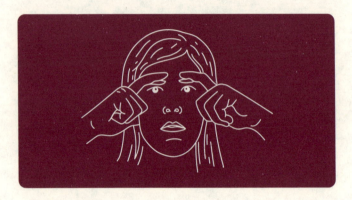

- Posicione seus dedos indicadores sobre as suas sobrancelhas e empurre-as para baixo como se quisesse juntá-las aos olhos;

- Ao mesmo tempo, ofereça resistência, ativando a musculatura com força para erguer as sobrancelhas;

- Sustente a resistência por 3 segundos, solte e repita;

- Faça 2 ou 3 séries de 10 a 20 repetições com descanso de 1 minuto entre cada série;

- Enquanto faz o exercício, verbalize os comandos do Ho'oponopono Quântico escolhidos por você.

Exercício 5 – Neutralizando os "pés de galinha"

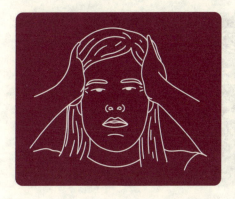 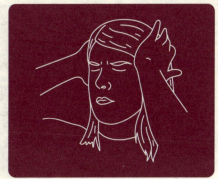

- Posicione firmemente as palmas das mãos sobre as suas têmporas e exerça pressão puxando a pele, esticando lateralmente as sobrancelhas como se quisesse levá-las em direção às orelhas;

- Ao mesmo tempo, faça o movimento oposto fechando os olhos com força e segurando por dois segundos; depois, abra os olhos e repita;

- Faça 2 ou 3 séries de 10 a 20 repetições com descanso de 1 minuto entre cada série;

- Enquanto faz o exercício, verbalize os comandos do Ho'oponopono Quântico escolhidos por você.

- Obs.: neste exercício pode acontecer de você sentir um pouco de dor nas pálpebras, é normal. Se o desconforto for muito grande, diminua a intensidade do exercício ou simplesmente não o faça.

Exercício 6 – Pálpebras inferiores

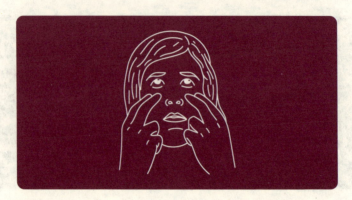

- Posicione 2 dedos sobre suas pálpebras inferiores e puxe-as para baixo (sem medo). Ao mesmo tempo, ofereça resistência contraindo-as para cima;

- Faça 2 ou 3 séries de 10 a 20 repetições com descanso de 1 minuto entre cada série;

- Enquanto faz o exercício, verbalize os comandos do Ho'oponopono Quântico escolhidos por você.

- Obs.: nas primeiras vezes será um pouco estranho e você, provavelmente, contrairá todos os músculos do rosto menos os das pálpebras inferiores, pois a maioria das pessoas tem essa musculatura atrofiada há décadas. Mas, aos poucos, você se conecta com o músculo, adquire consciência, consegue isolá-lo no exercício e sente perfeitamente o movimento.

Exercício 7 – Prega nasolabial

A prega nasolabial é o sulco que se forma entre o nariz e a boca, que pode ficar mais evidente com o envelhecimento ou perda de volume na região.

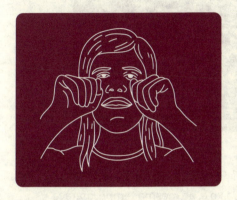 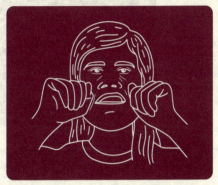

- Posicione suas mãos como mostra a figura, usando as costas dos polegares para exercer pressão deslizando para baixo e, ao mesmo tempo, ofereça máxima resistência forçando um sorriso para levantar as maçãs do rosto.

- Sustente por 3 segundos, solte e repita;

- Faça 2 ou 3 séries com descanso de 1 minuto entre cada série. Excepcionalmente, se você desejar, pode repetir este exercício mais de 20 vezes em cada série, por abranger uma região maior da face e ter mais espaço de manobra, mas se 10 repetições forem seu limite, está tudo bem!

- Enquanto faz o exercício, verbalize os comandos do Ho'oponopono Quântico escolhidos por você.

- Obs.: Provavelmente, você sentirá uma sensação que nunca sentiu antes e pode ser um pouco incômoda, mas não chega a ser dor. Caso, efetivamente, sinta dor, interrompa o exercício e investigue a causa. Normalmente, pessoas com algum problema na pele ou nos ossos sentirão dor, caso em que um médico deverá ser consultado antes de dar continuidade à prática.

Exercício 8 – Lábio superior

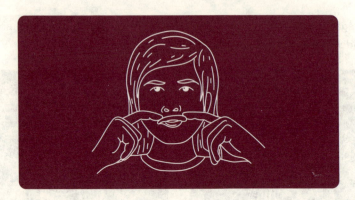

- Com os indicadores nas laterais do lábio superior, faça pressão empurrando e deslizando para baixo e, ao mesmo tempo, ofereça resistência fazendo força contrária e levantando o lábio inferior.

- Faça 2 ou 3 séries de 10 a 20 repetições com descanso de 1 minuto entre cada série;

- Enquanto faz o exercício, verbalize os comandos do Ho'oponopono Quântico escolhidos por você.

- Obs.: nesta altura da sequência de exercícios, pode ser que o sérum que você passou inicialmente já tenha sido absorvido. Se necessário, aplique mais um pouco.

Exercício 9 – Entorno da boca

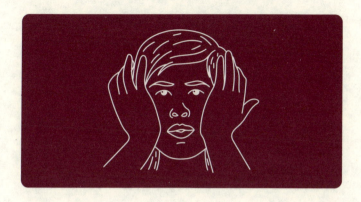

- Com suas mãos, puxe suas bochechas para trás como se quisesse levar a boca em direção às orelhas e, ao mesmo tempo, ofereça resistência fazendo um "biquinho", puxando a boca no sentido contrário para fazer um "O" com os lábios.

- Faça 2 ou 3 séries de 10 a 20 repetições com descanso de 1 minuto entre cada série;

- Enquanto faz o exercício, verbalize os comandos do Ho'oponopono Quântico escolhidos por você.

245

Exercício 10 – Músculos nasais

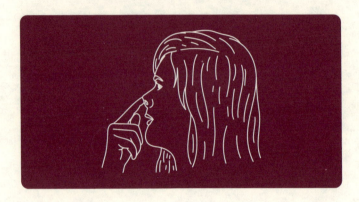

- Com o dedo indicador, empurre a ponta do nariz para cima, enquanto oferece resistência exercendo o movimento contrário, contraindo o lábio superior para baixo.

- Faça 2 ou 3 séries de 10 a 20 repetições com descanso de 1 minuto entre cada série;

- Enquanto faz o exercício, verbalize os comandos do Ho'oponopono Quântico escolhidos por você.

- Obs. Esse exercício nem todo mundo precisa fazer, apenas quem desejar levantar um pouquinho a ponta do nariz, deixando-o mais empinado.

Exercício 11 – Maçã do rosto

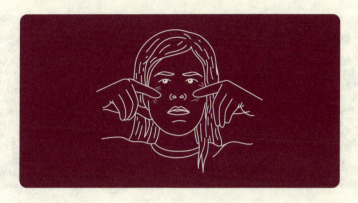

- Posicione seus dedos indicadores no nível dos ossos da maçã do rosto e exerça pressão para baixo enquanto oferece resistência contraindo a musculatura na direção oposta, como se quisesse empurrar seus dedos para cima e para trás, em direção às orelhas.
- Faça 2 ou 3 séries com descanso de 1 minuto entre cada série;
- Enquanto faz o exercício, verbalize os comandos do Ho'oponopono Quântico escolhidos por você.
- Obs.: neste exercício, por trabalhar um músculo maior, você pode colocar mais pressão sem medo e também pode fazer mais de 20 repetições, caso desejar

Exercício 12 – Neutralizando a "papada"

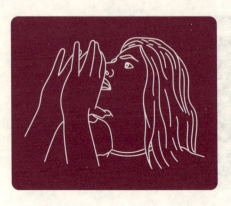 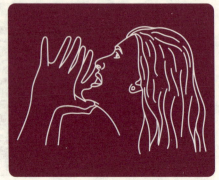

- Levante um pouco a cabeça para esticar o pescoço e posicione os dois polegares nas laterais da "papada". Seus dedos vão deslizar do ponto acima do pomo de adão até a ponta do queixo;

- Aperte a "papada" e deslize os dedos enquanto oferece resistência, contraindo toda a musculatura dessa região;

- Além disso, ao mesmo tempo, você também contrai a sua língua, levando-a em direção ao céu da boca;

- Como nos outros exercícios, você contrai, sustenta, relaxa e repete;

- Faça 2 ou 3 séries com descanso de 1 minuto entre cada série;

- Enquanto faz o exercício, verbalize os comandos do Ho'oponopono Quântico escolhidos por você.

- Obs.: este exercício pode ser feito diariamente, até duas vezes por dia, caso a flacidez da sua papada seja bastante acentuada. Fazendo duas por dia, diariamente, os resultando são impressionantes!

Exercício 13 – Pescoço

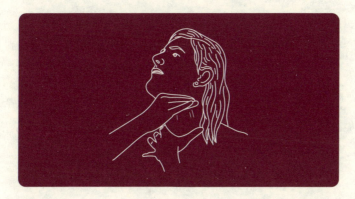

- Usando as duas mãos: uma mão puxa para cima e a outra para baixo, apertando suavemente o pescoço. Ao mesmo tempo, você contrai a musculatura do pescoço e força um sorrisão contraindo também a musculatura da boca.
- Faça 2 ou 3 séries com descanso de 1 minuto entre cada série;
- Enquanto faz o exercício, verbalize os comandos do Ho'oponopono Quântico escolhidos por você.

Exercício 14 – Queixo

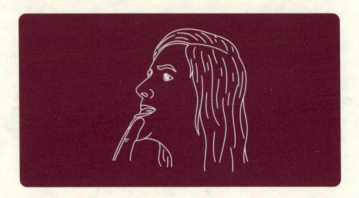

- Mova sua mandíbula para frente e use dois dedos para esticar o queixo para cima em direção à boca;

- Você contrai a mandíbula, empurrando-a para frente para oferecer resistência, enquanto empurra o queixo com os dedos contrapondo a força;

- Faça 2 ou 3 séries com descanso de 1 minuto entre cada série;

- Enquanto faz o exercício, verbalize os comandos do Ho'oponopono Quântico escolhidos por você.

Exercício 15 – Bochechas

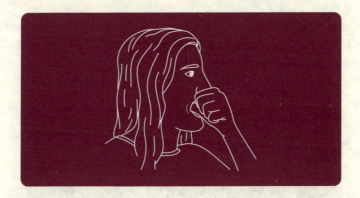

- Lave as mãos; coloque seu polegar dentro da lateral da boca, na parte interna da bochecha;

- Então, force a bochecha com o polegar afastando-as dos dentes e, ao mesmo tempo, contraia a musculatura para oferecer resistência no sentido contrário como se quisesse trazer a bochecha de volta para o lugar, perto dos dentes;

- Faça uma série de um lado e uma série do outro.

- Faça 2 ou 3 séries com descanso de 1 minuto entre cada uma;

- Enquanto faz o exercício, verbalize os comandos do Ho'oponopono Quântico escolhidos por você.

Exercício 16 – Massagem para estimulação da epiderme

Até o exercício 16, você estava trabalhando a musculatura. Agora, começa uma sequência complementar para ativar também a estrutura óssea da face, melhorar a circulação, drenar a retenção de líquido e favorecer a regeneração de colágeno e elastina na pele.

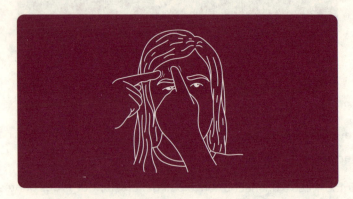

- Se necessário, aplique mais um pouco de sérum ou hidratante;
- Usando os dois indicadores, faça movimentos como se estivesse desenhando uma cruz no seu rosto – um dos dedos desenha a linha vertical e o outro desenha a linha horizontal;
- Faça esse movimento desenhando várias cruzes por todo o seu rosto, esticando bem a pele ao traçar as linhas das cruzes;
- Faça a massagem por pelo menos um minuto;
- Enquanto faz o exercício, verbalize os comandos do Ho'oponopono Quântico escolhidos por você.

Exercício 17 – Revitalização óssea

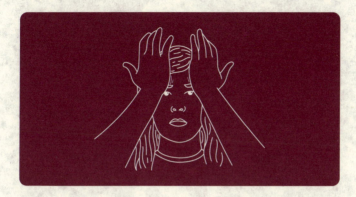

- Por fim, use as palmas das mãos para sentir e pressionar cada um dos ossinhos do seu rosto, especialmente os da maçã do rosto;

- Em cada ponto, sustente a pressão por 2 ou 3 segundos, solte e vá para outro ponto.

- Faça 2 ou 3 séries: um minuto fazendo pressão nos ossos e um minuto de descanso entre cada série;

- Enquanto faz o exercício, verbalize os comandos do Ho'oponopono Quântico escolhidos por você.

conclusão

Você conheceu a minha história de depressão suicida e como passei por todas essas experiências horríveis com o meu rosto por falta de conhecimento e consciência na época. Descobriu também como a ciência trouxe as respostas que eu buscava para ficar mais jovem.

Viu como eu reprogramei as informações do meu inconsciente, aprendendo a me aceitar e entendendo que o envelhecimento faz parte da vida, mas que não precisa ser uma sentença.

Aprendeu a importância de manter uma autoimagem coerente com o seu desejo para fazer qualquer procedimento estético. Acompanhou os 10 Princípios do Rejuvenescimento Consciente e da Cocriação da Realidade, para entender o poder que existe dentro de você e alterar o Gene da Juventude® para uma vida mais prolongada. Além de experenciar dez procedimentos estéticos, sem precisar sentir dor, de maneira nada invasiva e totalmente natural.

Descobriu como o DNA é reprogramado através da conexão cósmica com o Universo. Aprendeu a alinhar as suas conexões neurais e causar o colapso da função de onda com o seu EU mais jovem. De uma forma mais avançada, soube a maneira de atingir e trocar a polaridade da informação que está dentro do inconsciente sem que ele apresente resistência.

Além disso tudo, entendeu que existem práticas que paralisam o tempo em que você envelhece. Descobriu a diferença entre alimentação e nutrição e como a energia dos alimentos interfere na frequência vibracional do seu corpo.

Aprendeu como o oceano de energia pode ajudar na cocriação do rejuvenescimento. Conheceu o poder de reprogramar a sua mente inconsciente, o DNA e a retirar todas as informações dos genes que não favorecem o seu rejuvenescimento.

Entendeu a importância dos telômeros e como eles têm total influência no rejuvenescimento do seu corpo e da sua face. Compreendeu a inexistência do passado e do futuro e como tudo que existe está apenas no absoluto agora!

Uaaau! Você recebeu aqui informações privilegiadas e de altíssimo nível! Foi um prazer inenarrável conduzir você por essa jornada de transformação interna. E posso dizer, com toda certeza, que ainda existe muito mais para descobrir neste Universo tão incrível, de infinitas possibilidades! Vejo você na próxima viagem!

Um beijo de Luz!
Elainne Ourives

Este livro foi
impresso pela
Gráfica Rettec
em papel pólen
bold 70 g/m² em
novembro de 2023.